U0200049

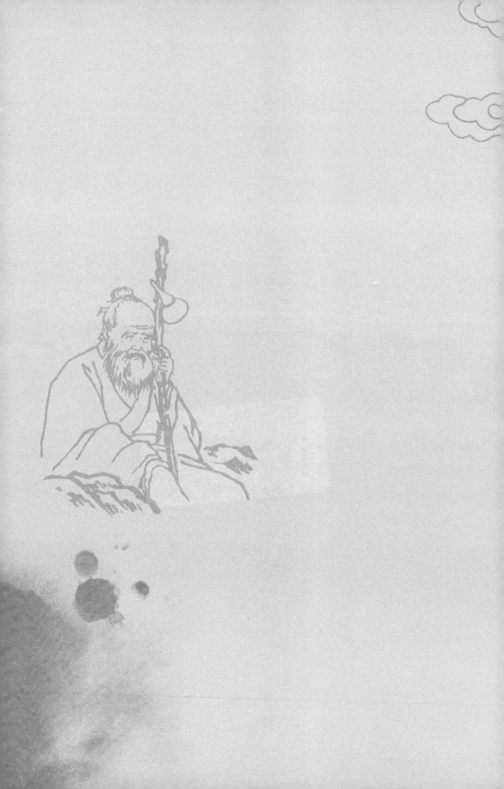

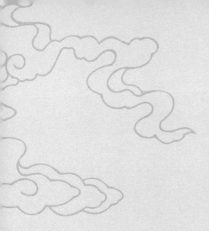

李国星医话医案医论选

李国星 著

李刘邦 整理

南东求 审订

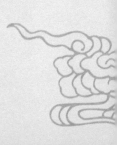

图书在版编目（CIP）数据

李国星医话医案医论选／李国星著. —北京：学苑
出版社，2020.10
ISBN 978-7-5077-6025-5

Ⅰ.①李… Ⅱ.①李… Ⅲ.①医话-汇编-中国-
现代②医案-汇编-中国-现代③医论-汇编-中国-现代
Ⅳ.①R249.7

中国版本图书馆 CIP 数据核字（2020）第 181164 号

责任编辑：付国英
出版发行：学苑出版社
社　　址：北京市丰台区南方庄 2 号院 1 号楼
邮政编码：100079
网　　址：www. book001. com
电子信箱：xueyuanpress@ 163. com
电　　话：010-67603091（总编室）、010-67601101（销售部）
印　刷　厂：北京市京宇印刷厂
开本尺寸：890×1240　1/32
印　　张：6.5
字　　数：220 千字
版　　次：2021 年 1 月第 1 版
印　　次：2021 年 1 月第 1 次印刷
定　　价：39.00 元

丛书总序

中医药作为国粹，已成为最具代表性的中国元素。它在造福人类的同时，逐渐被世界所认同。习近平主席曾指出："中医药是中国古代科学的瑰宝，也是打开中华文明宝库的钥匙。"他还特别强调："充分发挥中医药独特优势，推进中医药现代化，推动中医药走向世界，切实把中医药这一祖先留给我们的宝贵财富继承好、发展好、利用好，在建设健康中国，实现中国梦的伟大征程中谱写新的篇章。"

的确，中医药文化源远流长，积淀深厚，犹如一座丰富的宝藏。但是，中医药文化，有它独特的存在方式，除了业已传世的一些中医药典籍和文献外，还有大量的中医药文化资源散布在民间，有的以家学传承的方式传承。毫不讳言，如不引起重视，这些宝贵的中医药文化资源，就可能会随着时间的流逝而消失。因此，抢救、挖掘和整理这些祖宗留给我们的宝贵中医药文化资源时不我待，更是我辈义不容辞的责任。这是一项服务当代、造福后世的大事、好事。在倡导健康中国的今天，中医药的特色优势日渐凸显。做好这项工作，也恰逢其时。

为此，我们尝试着组织一批专家、学者，编写了《鄂东中医药文化系列丛书》，为传承中医药文化尽一份力。我们深知，编写这部丛书，不是一件容易的事情。到底如何做？经过慎重考虑，我们认为还是从基础工作做起，以局部为突破口，再逐步展开。丛书的内容设置，分历代名医、中医中药、医案医话、单方验方、医德医风、医家典故等等。而这部丛书，作为黄冈市中医医院中医药文化研究项目、黄冈市中医药学会研究课题，即是其研究成果之一。希望通过我们的努力，能起到抛砖引玉的作用，唤起更多的人关注中医药文化，从而参与到中医药文化的抢救、挖掘、整理的工作中来，不断地丰富和拓展丛书的内容，从而实现传承中医药文化的愿望。我们在努力，我们也在期待。

夏春明[*]
2019 年 11 月

---

[*] 作者系湖北省黄冈市卫生局原党组书记，现任黄冈市中医药学会会长、《本草》杂志主编。

吕　序

　　国星医师是我家乡黄冈武穴市的地方名医，业医 30 余载，在当地口碑很好。其身在基层，但留心著述，每于诊余，有所心得验案，或读书心悟，随时记录。日积月累，渐成篇幅。其殚尽心血撰写的《李国星医话医案医论选》，是他辛勤耕耘于杏林的心血结晶，是为众多患者解除了病痛的经验总结。

　　本书分医话、医案、医论几部分。名医秦伯未说："医案皆根据病理，而治疗之成绩，亦中医价值之真凭实据也。"从全书的内容来看，医案涉及内、外、妇、儿多种常见病，亦有疑难杂症。同时，医话部分也是有感阐发，议论精辟。可见，这是一本既可供临证借鉴，又能启人智慧思维的好书。赞叹之余，深为国星医生的治学精神和丰富经验所感动，故乐而为之序。

吕文亮[*]
丁酉年孟春于湖北中医药大学

---

[*] 作者现任湖北中医药大学校长、二级教授、博士生导师。

南　序

　　李君国星先生，吾杏林好友也。昔君与吾，乃杏林同窗。李君为人敦厚而有仁爱之心，课业刻苦而有术精之志。其后行医数十年，救治无数，积仁之厚，人皆敬之。余有戚友，曾患疾求君赐方，君询详况，即赐方而治，服方即愈。君之术，愚尤惊之。

　　君善多科，积数十年临证经验，其方多验。愚曾祈李君，宜将多年所积，汇之成书，以奉于世，俾危者得其徽音而获安，康者得以健而永寿，传德于世，积仁于后。君闻之，初竟不以为然。久而催之，君有难色，询之，君曰：方皆毕生所积，成书可，然传之早矣，待子刘邦可也。愚知其无意传之。君之虑，自有道理。医之于世艰难，当今可谓甚矣，而名医亦尤甚也。愚言，君之虑可以理解，然传技于后，不如传仁德于世也。君思而许之。是以今幸得君之医书甚喜。其书集医案、医话、医论于一体，细读得而述之有五。

昔医史大家谢观先生著《中国医学源流论》，论及医案，曾曰："医书或苦空言无实，医案则不然，且汇合众家，尤可见古今病状之变迁，水土之同异，虽谓其兼有医史之功用也。"李君之书，可谓是矣。李君，湖北武穴人，乃武穴市当代知名中医之一。著书初心，不为晋升，不图名利，唯求以贻其子，传其家学。是以医案，多记其临证之实，明其用药，述其方，载其药，以中药为主，辅以西药，尤重疗效。据李君述，君每日临诊约四五十人。一年四季，春夏秋冬，日日如斯，求治者络绎不绝。尽管日诊患者甚多，李君每晚仍整理医案不辍，数十年如一日，积案甚富。此书医案，择其验者要者而成，是以其案，奉于杏林，同道获之，其贵可知也。此其一。

谢观先生论及医话，复曰："医书所最忌者，为空言无实。又其甚者，采缀群书，绝无心得，陈陈相因，尤为可厌。然凡作一书，于其病证治法方药，不能全者，鲜有不蹈此弊。惟医话则不然，以无门面可拘，且非确有心得者不能著笔，惜作者不多。"李君集中，首列医话。其医话，恰如谢观先生所述，避其无实空言，唯求以纠时偏，以正俗弊。语不虚夸，言必务实，谆谆诲语，君之心何其诚也。此其二。

至于医论，亦李君临证心得也。论选十余篇，所论及内容，有医圣张仲景《伤寒论》，有金元针灸名家窦汉卿《标幽赋》，有清代妇科名家傅山《傅青主女科》，尚论及武穴杏林先贤，如杨际泰、干峙三、朱紫来、毛又新诸贤，皆一方名医也。其论既有临证学术探讨，亦有杏林名家思想探索也。此其三。

清医家赵学敏著《串雅内外篇》，以验、廉、简，贯于全书，制方用药，虽以疗效为重，然药皆平常，其价廉，其方简，所思所虑，悉以患者为上，忧患者之所忧，思患者之所思，虑患者之所虑。其仁人之心，感于杏林，令后世崇之。今李君亦然。读其医案，遣方运药，亦尊验廉简，是以求治者众，每日诊所若市。其德高术精，由斯可知矣。此其四。

昔李时珍著《本草纲目》，虽以医药之书享誉杏林，然读其书，其文采飞扬，亦为历代学人仰之。与李同代临证大家万密斋，平生所著医书，悉以韵文撰之。今李君之集，语言简洁，行文流水，可知其国学功基至深也。亦令愚敬之。此其五。

李君书成付梓，嘱愚以序。愚平生痴于中医文献，崇医而不通医，敬医而无术，实不敢为君著之序，然与李君交谊之深，同窗之嘱不宜违。李君有书面世，当以致贺。若读者诸君获之，得暇细览，定有所获，是以愚斗胆言之，谨以为序。

南东求　谨撰

2019年6月8日于黄州

舒　序

　　李国星先生是我的乡友、学友和文友，武穴人称"才子"，医文并茂，是武穴当代知名中医。读其著作《李国星医话医案医论选》，十分快意，兹将感想浅述如下。

　　《李国星医话医案医论选》分为医话、医案和医论三大部分。展卷细读，字字珠玑，切合临床实际，几无空泛流弊。可见李国星先生其医术、医德以及文字写作功底并非一般。

一、语言精练

　　语言是医者与患者交流的媒介、沟通的桥梁。作为医生，在其临证过程中，聆听患者倾诉和向患者嘱咐是必不可少的重要环节。当问的、当听的、当说的、当嘱咐的一定要听明白、讲清楚，不能因为诊务繁忙而因小失大。同样，做事业、写医书，就不能夸夸其谈或夸大其词，语无伦次。"大道至简"，《李国星医话医案医论选》自然流畅，朴实无华，没有一点故弄玄虚、哗众取宠之作。每篇医话医案，短小精悍，言简意赅，多则千余字，少则几百言，说理透彻，层次清楚，语言简练，逻辑性强。全书不加修饰，浑然天成，如同一块未经雕琢的璞玉，不需打磨，亦不失天真。

二、医德高尚

《李国星医话医案医论选》在"医话"篇开宗明义地告诫今世为医者："医乃仁术，为医者要怀仁心。挟医术以索要钱物者，相当于谋财打劫。"对病人"服务得好不好，要从多方面体现。……夏天病人远来口渴，可以准备一点凉开水。输液的病人要大小便，应帮助提一下输液瓶"。李国星医师把病人当亲人，急病人之所急，想病人之所想，设身处地，慈悲为怀。他说："如今，我也忝列本地名医之列，我愿见贤思齐，见不肖而自省。我无力'治国平天下'，但可以身体力行，从修身做起。"自古以来，大凡名人、名医，能被世人认可而青史留名者，不光是在某一学术方面上有着较高造诣，且主要在人品道德上应有较好口碑，否则不值一谈。李国星医师一生行事低调，但满腔热情为患者服务，全心全意为患者解除疾苦。有付出定有回报，2012年他被评为"武穴市十大名中医"，实至名归。

三、医术精湛

悬壶济世、杏林春暖常被用来赞誉某医生的医术高超、医德高尚。李国星医师熟读中医四部经典，以名师为榜样，以名著为典范，学以致用，医术日增，门诊患者络绎不绝。

医学分科越来越细，但这在县市级以下似乎不大明显。李国星医师根据本地特点和临床需要，中西医结合，内外妇儿科样样能通，甚至骨伤科他也学有一手。如他在《身怀医技可济人》一文中讲述有一位老妪夜诊，"下巴挂在鼻下吊着，样子有点恐怖"，他二话不说，卷起腕袖，将在学校和民间学到的基本操作技能"下压、前推、上提、后拉，顺势而为"用于临床。咔嗒一声，下颌骨关节脱臼迅疾复位，一家愁云顿被消除，看似一次小小的手法动作，治疗时间不到一分钟，他却凭借娴熟技术，为患者解除了极大痛苦和忧虑。收获了患者的一声感谢，想必他比患者及其家人更为欣慰。

李国星先生治病一生，类似的成功案例应有无数。古有行医者"半积阴功半养家"的说法，天知地知，医患你知我知就可以了。现在，国家提倡和大力发展全科医生，他顺势而为，早已成为一名医学全科在握、名副其实的优秀全科医师了。

最后谈一点个人认为书稿的美中不足：全书仅有文字，缺少照片。如果在书稿文字中适当穿插与之相关的照片，相互映衬，将会更加相得益彰。再是每个医案再进行一个归纳总结性"讨论"或"按语",从理论上讲,可能内容会更加丰满、完善。

舒忠民[*]
2018 年 2 月 11 日于天津

──────────

　* 作者系鄂州市中医院副主任中医师、《鄂州卫生志》主编、《鄂州中医志》主编。

目　录

医　话

一、为医三要

做个好医生，笔者以为，依时下之风，要做到三点。一要技术精，二要收费少，三要服务好。技术精不是一朝一夕能做到，要提高技术水平，就要时时、事事、处处留心学习。不懂就要学，就要问。一是向书本学，书本知识是前人经验的积累。二是向同行学，能者为师，谁有长处就向谁请教。三是向病友学，病友的言谈与治病相关的要注意倾听，有的细节对医生的诊断和用药会有帮助。四是运用网络学习。有些问题无书可查，无师可问，可上网查询。网络科技的发达，是医生学习的又一途径。总之，求学的方法和途径很多，关键是要勤学。学习是为医者一生的任务。

能治好病，且花钱又少，自然有病人来找。医生除了治病，还要为患者做经济上的打算，不必要的检查不做，廉价药治得好的病不用贵药。从检查、诊断，到治疗用药，处处为患者考虑划算一下，能省则省。医乃仁术，为医者要怀仁心。挟医术以索要钱物者，相当于谋财打劫。图财不必为医，为医莫怕受穷。实际上，医术精湛的医生，不会有衣食之忧。

服务得好不好，要从多方面体现。诊治疾病的细致耐心，检查用药，为病人着想，都可以表现出服务态度。服务还体现在许多细节上。如有人上班，要赶早看病，医生就要提前一点上班。有人要下班才有时间看病，医生就要推迟一点下班。冬天诊病怕病人冷，可以把听诊器放在手心热一热。夏天病人远来口渴，可以准备一点凉开水。输液的病人要大小便，应帮助提一下输液瓶。卧床的病人想吐痰，应帮助端一端痰盂。诸如此类，全在于医者仁人之心。总之，一切为患者考虑着想，尽量满足其合理要求。服务得好不好，还有重要的一点，那就是医家与病家的语言交流。很多病人反映医生态度不好，主要是"说话医生不理"，"医生说话恶声恶气"，所以，医生与病人交流要注意：一是认真倾听病人诉说，二是简洁地予以答复，三是说话态度要和蔼。

二、病家两要

人生在世，难免不病。无病早防，有病早治。治病需要医生。如何选择医生？怎样任用医生？这是很多病人和家属颇费踌躇的事。明代医家张景岳专门就此写了一篇《病家两要说》，内容非常详尽，有意者可熟读之。

如何选择医生？张景岳说："要熟察于平时。"就是说平时要留心，哪里有好医生？会治什么病？治好了哪些人？医生人品如何？医德怎样？有关医生的资料要心中有数，一旦有事，不用慌张。现代医学分科越来越细，如果自己没有能力弄清楚，不妨真心地结交一位医生朋友，一有不适，便可咨询。古今真正名人的圈子里都少不了医生。

怎样任用医生？张景岳说："要倾信于临事。"既然选对了医生，就要信任医生，古人说"生死付之。"病人的生死就托付给医生了。一位负责任的医生，接受了病人自会尽力而为，如果自身能力和条件有限，当会请专家会诊，会向相关医院转诊，会向病家作出解释。因此，病家要把处置权完全交给医生，除了及时如实汇报病情，不要过分地干扰医生。有人症状一时没有缓解，就怀疑医生的诊断；有病治疗中出现变证，就怀疑医生误治；有病不可救药，就怀疑医生不尽心力……这都是对医生不信任的表现。不信任医生最终受害的还是自家，因为医生感到了病家的不信任，出于自我保护的需要，就会遇事束手。能确诊的病也要做检查，能治疗的病也要求转院。病家轻则耗费钱财，重则误病伤身，甚至贻误性命。

简单地说，病人或家属一要选对医生，二要信任医生。

三、医嘱不可忽视

接诊病人，首先通过四诊收集资料，包括中医的望闻问切，西医的望触叩听和必要的仪器检查。之后，进行全面分析、辨证，做出正确的疾病诊断。接下来，确定治疗方案，处方用药。一般门诊医生，对一位病人的诊治，似乎就此完毕。但是，还有一个容易为医生和病人忽视的细节，是为医者尤其要注意的，那就是医嘱。

医嘱，是医生根据病情和治疗的需要，对病人及其家属，在护理、饮食、用药、化验等方面的指示。住院病人必须使用书面医嘱，内容包括护理常规、护理级别、饮食种类、体位、各种检查和治疗、药物名称、剂量和用法等，临床上有详细具体的要求。门诊病人多使用口头医嘱，容易为医生和患者忽视。因此，作为门诊医生，处方完毕，务必要提醒患者或家属注意：一是疾病要注意的问题，生活中要注意的如感冒患者要防寒保暖。带状疱疹患者要避免疲劳、充足睡眠、防寒保暖、不贪酒色。痤疮患者要清淡饮食、充足睡眠、避免高温等。饮食要注意的，如心血管疾病和痛风患者要避免动物类食品。腹泻患者，要禁食生冷瓜果和油腻肥甘食品。蚕豆病患者，要禁食蚕豆及其制品，还有苦瓜、花生和某些药物如维生素 C、维生素 K_3、薄荷、黄连、金银花、牛黄、熊胆等，都要避免食用。传染性疾病，如性病患者要禁止同房。水痘、麻疹、流行性腮腺炎等病，要做好隔离，防止传播。二是用药要注意的问题。中药的煎法、服法、用药禁忌、饮食禁忌、作息宜忌等，如解表药不宜久煎，阿胶须烊化，服人参忌萝卜等。西药的饭前服、空腹服、睡前服以及药量加减、毒副作用等，如使用头孢曲松等头孢类药物，要提醒患者禁止饮酒。使用扑尔敏等抗过敏类药物，要提醒患者避免驾车和高空作业。总之，要根据病情需要和用药要求，及时提醒病人和家属，多说几句话，避免出问题。

四、检查报告莫轻信

朱木桥陈先生小女，11岁。某夜突然发热咽痛，就近到某三甲医院诊治。检验血常规报告：白细胞 $7.34 \times 10^9/L$（正常值 $4 \sim 10 \times 10^9/L$），提示血象无异常，当即输液治疗。次日仍高热不退，转到某一医院诊治，检验血常规报告：白细胞 $13 \times 10^9/L$，提示细菌感染，随即输液治疗。两天后还不退热，遂来我处就诊。诊见咽部充血，左侧扁桃体二度肿大，上覆脓性分泌物，体温 38.9℃，诊为"急性化脓性扁桃体咽炎"。参考两院检查报告，应以某一医院为是，因临床表现与检查结果相符。

某饲料公司吴先生，早年为临时工，生活清苦。近年暴富，颇有家资。某日突发右侧腰痛，数日不止，到武汉某医院做全面检查，CT报告：右侧肾盏有一 3 毫米 × 2 毫米结石，遂按结石治疗。三天后疼痛不减，慕名来我处求诊。我见其疼痛部位不定，仅限于人体中线右侧，皮肤肌肉有痛感。自诉疼痛剧烈，但面不改色。自诉阵发性疼痛，但不出汗，不弯腰。根据临床表现，我排除了结石疼痛，考虑带状疱疹引起神经痛。吴先生对我的诊断极为不屑。他说大医院确定是结石，怎么会是带状疱疹？皮肤好好的无疱也无疹。我解释说，疱疹可在疼痛之前出现，也可在疼痛之后出现，也可持续疼痛而不见疱疹。他嗤之以鼻，入车而去。不数日，又飞车而来，掀衣而视，右侧腰腹已疱疹累累矣。

上述两例，其一是有个检查报告明显错误，与临床表现明显不符；其二是报告不错，但临床医生没有独立思考，跟着检查做治疗。临床检查报告是医生诊断治疗疾病的重要依据，但医生不能仅凭检查报告诊治疾病，要综合临床表现，全面分析。看检查报告要考虑：与临床表现是否相符？报告医生有无失误？仪器设备是否正常？患者个体有无差异？即使报告结果正确，还要全面分析，是否掩盖其他疾病？总之，检查报告莫轻信，确诊疾病要谨慎。

五、用药须知其性

洄溪老人说，用药如用兵。诚然，用兵要知人善任，否则将有街亭之失；用药要熟知其性，否则必有性命之虞。

使用中药要重点掌握其功能、主治、禁忌及用量用法。中药很多，仅《本草纲目》记载的就有1892种，记忆比较困难。一要花时间学习。在校期间，老师的讲授、演板、归纳都可帮助我们记忆。平时多看书，一是中药教科书，二是方剂学，三是名家医案。通过学习比较，慢慢就会掌握中药的用法。二要注意学习方法。传统的中药学习多是采用歌括的方式帮助记忆，前人已有很多这方面的专著可供借鉴。我亦采用歌括方式学习，先将相同功能的中药总括在一起，用药时把某类歌括一念，此类药物就出来了，再根据病情和药性选择最合适的药物。比如，我将常用辛温解表药概括在两句话里："辛温麻桂紫防香，荆芥生葱藁白羌。"（麻黄、桂枝、紫苏、防风、香薷、荆芥、生姜、葱白、藁本、白芷、羌活）遇到风寒感冒病人，就在此类药中选用。如风寒咳喘用麻黄，风寒身痛用桂枝，妊妇风寒用紫苏，夏日风寒用香薷。

使用西药要重点掌握其作用原理、用途、用量、用法和不良反应及处理方法。掌握了药物作用原理，用药后就可预见病人身体会发生的变化。掌握了药物不良反应及处理方法，临床一旦出现症状就知道如何应对。现在临床西药都有详细说明书，用药前一定要熟读说明书。用药不但要知其然，还要知其所以然。不了解的药物不能盲目使用。不记得的用量不能随意估猜，手头要备一本药物使用手册，万一不记得要随时翻书。

六、医稍有名要自珍

我曾经崇拜一位名老中医，后来听说他利用工作之便调戏妇女，便顿觉其人品失色。这使我认识到，男女交往，一定要注意言行分寸，尤其是作为人们尊敬的名医，更不能自损人格。

近年来又听人议论一位名医，先前口碑颇好，后来求财心重，下手太辣，一次药费动辄数百上千元，乡里乡亲难以承受，慢慢地求医者就少了，口碑上也有贪财之说。这使我产生了警觉：尽管这个时代一切向钱看，医德还是要的，不能因为钱财自污清名。

我还听说一位老中医，此公在财、色上倒无话可说，行医数十年，无人说闲话。只是年老以后，脾气有些古怪，见不得病人多问，稍不如意，便对病人发脾气，骂脏话。有些病友实在受不了，只得另请名医，不再找他。

上述三位都是名医，在医术上各有所长。很遗憾，金无足赤，稍有瑕疵。如今，我也忝列名医之列，我愿见贤思齐，见不屑而自省。我无力"治国平天下"，但可以身体力行，从修身做起。

七、身怀医技可济人

昔在学校读书时，骨伤科张干庭老师教我们双下颌关节脱位手法复位，我清楚记住了几个要点：一、两拇指按住患者两侧下颌磨牙合面下压到位。二、双手捏住患者下颌向前推到位。三、托住患者下颌向上提到位。四、捏住患者下颌向后拉到位。我简单概括为四点：下压，前推，上提，后拉。然后反复揣摩，总想找个病人试一试，可惜一直没有机会。

1984年春节期间，我陪妻子在武穴市余川卫生院值班。余川是个山区，又值大年三十晚上，病人都回家过年了，因此，医院显得异常静寂。大约晚上九点时分，忽然听到喊喊喳喳声，不一会，见一群人急急向医院拥来。未上楼就听到人说：医生快点！医生快点！下巴掉了！随后就见三四个人，扶一位老妇进来。老妇下巴挂在鼻下吊着，样子有点恐怖。我妻子为难地说："医生回家过年了。再说医院也没有骨科医生。"一位患者家属焦急地说：怎么办？怎么办？黑灯瞎火的，到哪找骨科医生？

这时，我发现老妇是双下颌关节脱位，就想起张老师教我的复位手法。乡人说的"掉下巴"，即是医学上的下颌关节脱位。我对他们说：你们如果放心，我可以试试。我妻子是学护理专业的，她用疑虑的眼光看着我，但老妇竟点头同意了。我教她背靠墙坐好，我用纱布包好自己拇指插进她口里，然后按住她两侧下颌磨牙合面，下压、前推、上提、后拉，顺势而为。听得关节一响，我赶紧抽出拇指。老妇试着嚼了几下，正常。室内一片惊喜声。一家人的愁云被我几秒钟消除，他们敬了我一支香烟。

八、小心行得万年船

2016 年 1 月 8 日下午 4 时许，我诊所门口突然停下一辆摩托车和一辆小汽车，一共下来上十个男女，一齐拥进诊所，一位男子出面要我找出 2015 年 12 月 14 日处方笺。我估计有事，但我"为人不做亏心事，半夜敲门心不惊"。面对一堆愤怒的面孔，从容翻出处方笺，记录为"郭某某，女，21 岁，主诉头昏失眠，乏力纳呆，按心脾两虚用药：①参苓白术散一盒；②脑心舒一盒（用法用量均已注明）"。男子认真审视了一遍，绷紧的脸随即松开，他开始说话了。原来此女月经两月未至，家人疑为怀孕，在某医院 B 超检查曰："宫腔内可见直径大约 1 厘米阴影，未见胚囊。"两位 B

超医生说可能是死胎。家人认为最近在我处用过药，死胎是否因药所致？因此邀约前来，大有闹事索赔之势。见我处方写得清楚明白，无懈可击，一群人悄然而去。

此事提示我们为医者：①诊治病人一定要认真仔细。老年患者要注意心脑疾患，小儿要询问传染病史（麻疹、斑疹等），妇女要谨防身孕。现在社会，已婚未婚，只要育龄妇女都有怀孕可能。《十问歌》说"妇人当问经带产"，月经正常与否，至关重要。②诊疗记录要详细准确。诊疗过程中的望闻问切和辅助检查，要有记载。诊断、治法和处方要前后一致，不能互相矛盾，授人以柄。③处方笺要按国家规定的时限保存好，一旦有事要查处方笺，能及时拿出，必要时就是法律文书，可以帮助医生以证清白。④医生说话，不能信口雌黄。医生说话有时不起作用，有时却会成为把柄，特别是遇到医疗纠纷时。上述事件中 B 超医生如不"可能""假设"，也不可能弄得家属无事生非。

总之，在中国当前医疗环境对医务人员不利的情况下，为医者时时、处处、事事都要小心谨慎，既要为病人解除痛苦，又要善于保护自身，免受伤害。俗话说，小心行得万年船。还是有道理的。

九、中医莫自闭

西医药的流入，既是国人之幸，也是医人之幸。从前为医只能"单刀赴会"，现在，我们可以"双枪击敌"。我在临床除了诊治疾病取西医之长，在用药上也将西药为我所用。我用中医理论分析地塞米松，认为其性大寒，有大毒，具清热、解毒、止痛之功。其清热之速胜于石膏，故遇高热不退、他药无效时偶用之。其解毒之力强于甘草，故遇蛇虫毒伤时偶用之。其止痛之效优于川乌，故遇痛风历节、屈伸不利时偶用之。然其为大毒之品，中病即止，不可久用。久用伤脾败胃，耗损肾阳，致生变证。我将西药解热镇痛药如阿司匹林、布洛芬、双氯灭痛之类，归为中药发汗解表药之中，如遇不肯服中药的感冒发热之人，即择而用之。我将抗生素如头孢类、喹诺酮类，归为中药清热解毒药之中，如遇疔疮肿毒、肺热咳嗽、肠痈痢疾之人，即择而用之。我将甲硝唑、替硝唑之类，归为中药清热燥湿、杀虫止痒药之中，如遇湿热带下、滴虫瘙痒之人，即择而用之。

　　不管是中药西药，使用时首先考虑病情需要。其次，根据病人喜好。2006 年 9 月 13 日，我接诊一病人：吕某某，男，42 岁，刊江办事处人。自诉右侧腰腹剧烈疼痛 3 时许，诊见面色苍白，冷汗淋漓，弯腰捧腹，痛苦病容，舌质淡红，苔薄白，脉弦数。2005 年 10 月 4 日，B 超报告单显示，右肾盏可见一 3 毫米×5 毫米结石。诊为瘀滞腰痛（西医为泌尿系结石）。急用解痉止痛法：0.9％氯化钠 250 毫升加山莨菪碱 10 毫克静脉滴注。半小时后疼痛缓解，继用清热利尿、通淋排石中药：虎杖 10 克、黄柏 10 克、栀子 10 克、萹蓄 10 克、白芍 10 克、甘草 10 克、车前草 10 克、金钱草 15 克、海金沙 15 克、鸡内金 10 克。日一剂，水煎温服三次，嘱其观察排尿情况。患者每日排尿盂中查看，服第八剂感少腹胀痛，里急后重，小便涩痛。其后排尿盂中，见一麦粒状物。喜而告我，结石已落。

十、中医莫自大

1980 年，我在广济县（后为武穴市）某医院实习，有位带教老师是全县著名的中医某医生，求诊者络绎不绝。有一天，我的亲戚梅婶对我说，她的左乳房长了鸡蛋大一个瘤子，想找个医生看看。我不假思索就介绍给某医生。某医生望闻问切之后，便行活血化瘀、消肿散结之法，用桃红四物汤加减：桃仁 10 克、红花 10 克、当归 10 克、赤芍 10 克、三棱 15 克、莪术 15 克、川芎 6 克、乳香 15 克、没药 15 克、水蛭 10 克、半枝莲 20 克、白花蛇舌草 20 克。日一剂，水煎温服二次，一月一疗程。梅婶服药一月没有变化，某医生又处方一月，梅婶照服，仍无变化；再找某医生，又加减用药服一月。

三个月后，梅婶跟我说，中药实在难喝，病又未见好。是否换个医生看看？我于是想到西医外科，就带梅婶找到医院著名的外科某医生。某医生检查之后，诊断为"乳腺纤维瘤"。在他建议下，梅婶做了切除手术，一周之后，便告痊愈。梅婶说，吃了一棉花篮中药不效，早知如此，当初就做手术。

这个病例使我明白，中医不能包治百病，也没必要包治百病。现在我们有了西医，有些疾病如果西医有更经济有效的方法，我们要建议病人做更好的选择。

十一、赤眼不愈费思量

2001 年 5 月某日，武穴市建行袁女士来诊。自诉双眼红肿疼痛三天，目涩痛痒，畏光流泪，分泌物增多。曾用氧氟沙星滴眼液滴眼两天不效。诊见双眼红肿，睑结膜充血，诊为"结膜炎"。据其要求，用林可霉素合利巴韦林滴注三天，未见明显效果。改用清肝泻火、祛风明目中药，以龙胆泻肝汤加减：龙胆草 10 克、柴胡 10 克、车前子 10 克、生地 15克、甘草 10 克、栀子 10 克、黄芩 10 克、黄连 10 克、荆芥10 克、青葙子 10 克。日一剂，水煎温服二次，药渣煎水冷却澄清洗眼一次。

十余天后复来就诊，自诉服用中药三天效果不佳，遂至某医院眼科求诊，查血常规见白细胞偏高，按结膜炎用头孢曲松滴注一周，并做眼部冲洗，仍不见效。因医院费用较高，又来我处求诊。我考虑其眼病已半月有余，忧其损伤眼睛，建议到武汉做细菌培养，以便对症下药。她要求再输液治疗三天，实在不行，再考虑去武汉。我只得将其病情反复思量：若是细菌感染，用了这么长时间抗生素，多少应有点效果；若是病毒性结膜炎，应该会引起流行，可其家人和单位同事一个也未传染；若有其他疾病，又未见临床表现。结膜炎的症状是明显的，我仔细分析，终于从一个"痒"字上彻悟了。过敏性疾病多瘙痒，其人眼红而痒，应是变态反应性结膜炎。我当即决定抗过敏治疗：用5%葡萄糖250毫升加10%葡萄糖酸钙10毫升、维生素C 1克、扑尔敏10毫克，滴注一天，嘱其停用其他一切药物，注意避免饮食、穿着和生活中可能引起过敏的物质。

次日复诊，目赤痛痒明显缓解，分泌物减少，又用上方滴注一天，诸症便愈。

十二、偏头痛原是眼疾

浠水张氏，现年65岁。其子在武穴中学工作。她随子居武穴，家中老少有病常来就诊。十日前，张氏随其小孙张博来诉，左侧头部阵发性疼痛三天。以为感冒，自购抗感冒药服了两天不效。自诉左侧额部、颞部及左耳前后阵发性疼痛，时轻时重，昼夜不止。诊见头面耳部均无异常，舌质淡红苔薄白，脉缓。中医考虑风伤经络，瘀滞作痛；西医考虑神经性头痛，或是带状疱疹早期症状。按中医疏风解表、通经止痛法，用九味羌活汤加减服药三天，嘱其防寒保暖。

三日后复诊，诉头痛稍有缓解，但觉左眼胀痛。诊见头面耳部均无异常，唯有左侧瞳孔明显散大。于是急转眼科，确诊乃是急性青光眼。

此案实出我意外，难怪常规诊治效果不佳，此后方知偏头痛还有青光眼一症。

十三、初战告捷清胃散

1980 年春节，我到邻村外婆家拜年，外婆的邻居桂芝婆知我在学医，就要我为她治病。其时，她的右脸正在肿着，说话也不利索。她说她的右边一个板牙（磨牙）痛了几天，现在吃不得东西，引得右边头痛。

我请她坐下来诊脉。我的行医生涯就此开始了。我当时刚好学完理论课程，春节后就要到医院临床实习。我就在外婆家的饭桌上，为桂芝婆诊病。我一边切脉，一边进行望、闻、问诊。为避免遗漏，我按《十问歌》的内容择需要者问了一遍。四诊完毕，我按八纲辨证为阳热里实证，按脏腑辨证为胃热证，诊断为"胃火牙痛"。治则是清胃泻火，方子用老师讲过的《医宗金鉴》上的清胃散：生石膏 15 克、黄连 9 克、生地 9 克、丹皮 6 克、当归 6 克、升麻 6 克。另外，我加了三味药，一是泻黄散中的栀子和防风，用栀子 9 克增强清热泻火之功，用防风 6 克以防天冷风寒外袭。二是加大黄 9 克以泻火通便，因为她诉大便干结难解。我在小学生作业本上写好处方交给桂芝婆，嘱她买药服三天，每日饭后服三次，并忌辛辣干硬油腻食物。为了检验用药效果，我把药方另抄一份留存。

过了几天，我又见到桂芝婆。看她面部已消肿，正准备问她情况，她却先开口说，你开的药有效，我吃三天就好了，只花三角多钱。这是我治好的第一个病人。我因此认识到，只要学好中医理论，用理论指导临床实践，融会贯通，就会取得满意疗效。

十四、化湿泻火除口臭

宋某，女，18 岁，武穴市大金镇人，2014 年 8 月 7 日初诊。自诉口出异味一年余，自觉说话、呼气，均有浓重腐臭味，与其母语，其母亦感到严重口臭。诊见形体胖实，面赤油光，舌红，苔黄腻，脉洪。证属湿浊内蕴、郁火化热上冲，治用芳香化湿、清热泻火法：虎杖 10 克、薄荷 10 克、黄柏 10 克、黄连 5 克、淡竹叶 5 克、鱼腥草 10 克、藿香 10 克、佩兰 10 克、白芷 6 克。日一剂，水煎温服三次，饭后留药漱口。同时，服用甲硝唑片 0.2 克、维生素 B_2 10 毫克，日三次，饭后服。忌辛辣烧烤、油腻荤腥食物。8 月 9 日复诊，诉服药两天，即感口中异味明显减轻。其母亦云，其说话已不感口臭，要求再服用三天，以巩固疗效。

十五、病有烦难慎言弃

癌症是现代临床难症之一，病人痛苦，医生棘手。有人花费几十万、几百万元做手术、放疗、化疗，终莫能救；有人终年用单方、服中药，难免殒命。每当看到癌症患者绝望的求救眼神，我总感到为医之惭愧，除了各种痛苦的无效治疗，医生还能做些什么？

十年前，湖南畈村 69 岁的杨太婆由家人陪同来我处就诊。她左耳垂下方长有一鸡蛋大肿物，质坚硬，不规则，与周围组织粘连不清，自觉间歇性胀痛，无压痛。她摸出一张报告单说，发病半年余，在某医院检查诊断为"腮腺癌"，建议到武汉做手术。到武汉没钱，在武穴没医院肯治。现在越长越大，胀痛不适。她想吃点中药，只求不痛不长。我不敢保证有效，为避免她绝望，开一周药让她试试。治以活血化瘀、消肿散结为法，药用当归、赤芍、丹参、鸡血藤、地龙、半枝莲、白花蛇舌草、泽兰、虎杖之类。一周之后，其家人来诉，患者自觉胀痛明显减轻，要求继续服药。于是又用前法，如此者再。有时她自己来，有时其家人来。诉疼痛厉害，我就加活血止痛药如玄胡、乳香、没药等。诉溃烂流脓，我就加托毒排脓药如黄芪、皂角刺等；诉创面流水，我就外用收敛生肌药如金黄散、生肌散等。她有耐心来，我就用心治。年复一年，我只得想方设法，随证加减。今年六月某日，其女婿又来取药，我为她粗略一算，患癌症已十年有余。她女婿诉，她除了耳下溃烂肿痛，吃喝还好。我为老人的健在和她家人的照护而感动，同时也为自己的药物没有白用而欣慰。

十六、草药四味退黄疸

1995 年，其时我在武穴卫校工作。五一假期回李洋二老家看望父母，碰到堂兄必先哥。他的形象令我大吃一惊，只见他身体消瘦，精神疲乏，全身皮肤黄染如金，眼睛转动时眼珠都是黄色，整个人就像涂了一身金箔，完全不是我以前所见的样子。他 1947 年出生，身体一直无恙，一个月前突发急性黄疸肝炎，在黄石某医院住院治疗一个月，情况有所好转，但黄疸一直不退。因经济条件不好，现居家里服用中草药治疗。已服用草药 10 余天，感觉精神转佳，饮食渐进。我当时有点怀疑，就几味草药能退这一身黄疸？便请必先哥将草药给我看看。

必先哥拿出一个袋子，里面是一个个纸包包好的草药。我拿出一包仔细辨认，共有四味：茵陈、阴行草、天胡荽（又名满天星、破铜钱），还有一味类似鸡血藤，红褐色，有导管，我不认识，拿到医院请教药剂人员，可惜他们也不认识。四味药中，天胡荽是鲜品，尚绿稍萎。我分别称了一下：茵陈 30 克、阴行草 15 克、天胡荽 25 克，另一味 15 克。必先哥说，每包药都是草药郎中包好的，每日一包，水煎温服三次，每周去拿一次药。

我有心看看草药效果，端午前（5 月底），我回老家时，特地看望了必先哥。他的形象又使我大吃一惊，20 天前一身金黄完全退尽，人虽消瘦但不显病态。我问他还吃了哪些药，他说只吃草药，不过已停了。我完全相信了那四味草药，事实证明，它们确有退黄之功。我今写出来，一是供医生借鉴，二是想请教名家，不知那类似鸡血藤的药材到底是什么？

十七、滋阴养血通便秘

随着生活水平的提高，人们的饮食越来越精细，加之运动量减少，便秘患者越来越多，尤其是老人和妇女。有人用泻药，服则泻，停愈重。有人用肠清茶，用则通，止则秘。经常有人找我求医，我用润肠丸化裁一方，疗效颇佳，现出示，供有意者为之：当归15克、生地15克、生首乌15克、白芍10克。腹胀加枳壳6克，口苦加虎杖10克。日一剂，水煎温服三次，也可一次煎好每天当茶饮。

我有位老上级魏中文先生，退休后常来我处谈论诗文。某日，自诉常为便秘所苦，有时要在厕所蹲上一个小时，不解坠胀，解则难出，干结燥硬。我给他四诊之后，诊为"阴虚肠燥便秘"，治用滋阴养血、润肠通便法。嘱他按上方服药3剂，平时多食蔬菜水果，多饮水，多运动。某日魏先生来访，欣然相告：承蒙赠药，效如桴鼓；顺水行舟，自然通畅。此后遵嘱调理，所苦便愈。

十八、内外结合治皮疣

疣，是人类乳头瘤病毒感染引起的皮肤赘生物。常见的有丝状疣、扁平疣、寻常疣、跖疣、尖锐湿疣。慢性病程，反复发作，经久难愈。少数病例可引起皮肤癌变。我接诊此类病人时，常用内外结合方法治疗。外用方法有三：单方点搽，物理疗法和手术切除。单方可用生芋头切片外搽，日二三次。鬼臼毒素或鸭蛋子油或石碳酸点涂。也可用液氮冷冻。使用单方要注意，皮肤发红、发痛时要停用，避免损伤正常皮肤组织。物理疗法可用激光或电灼，对于较大的单个疣体可用手术切除。外用方法一般选用一种即可。

　　内治方法，可与外用方法同时进行。在外治的同时与之后，服用除疣汤，日一剂，水煎温服二次，药渣煎水洗患处一次。同时口服维生素 C 0.1 克、维生素 AD 丸 1 粒，日二次，四周一疗程，一般一至二个疗程即可痊愈。除疣汤如下：虎杖 15 克、荆芥 10 克、车前草 10 克、大青叶 15 克、板蓝根 10 克、贯众 10 克、木贼草 10 克、猪殃殃 10 克、黄柏 10 克、泽兰 10 克。治疣要嘱患者注意四点：不能喝酒，不能日晒，不能搔抓，不能房事（生殖器尖锐湿疣）。

　　涂某某，男，16 岁，武穴办事处人。2001 年 6 月 27 日初诊。自诉头面生疣半年余，曾在武穴市人民医院、武汉市一医院等处注射聚肌胞、干扰素，阿昔洛韦并外用抗病毒药膏治疗二月余，症状未见改善。诊见头面满布淡黄色扁平丘疹，高出皮肤，小者如芝麻，大者如米粒，多处连片，自觉偶有瘙痒。诊为扁平疣，治用解毒祛湿消瘀法，方用除疣汤加维生素 C、维生素 AD 丸服用，患处点涂鸭蛋子油，日二次。用药一周，患处发红发痛，嘱停用外用药。用药二周，患处结痂脱落，再用药二周即告痊愈。此后随访未见复发。

十九、补气摄血治血崩

2002年4月，给我盖房子的蓝师傅经常告假，说他妻子生病要上医院。其时我正在开诊所，他不主动和我讲，我也不便细问。这样十天八天的告假几次之后，有一天他将妻子带进了我诊所。看她样子，年纪50岁左右，神态有气无力，坐下来就伏在诊断桌上。蓝师傅说，他妻子下身出血，在武穴市人民医院住了两次院，在瑞昌6214医院住了一次院。住院几天，血慢慢住了。出院后又出血。检查又查不出什么问题，说是功能性子宫出血，就是止不住。他看我这里人进人出，想请我给看看，吃点中药试试。

蓝师傅之妻帅某某，46岁，武穴市余川人。自诉月经时断时续三个多月，吃药打针时好时歹。近月来经行不断，量多如流水，色淡红，有时夹有瘀块。伴有头昏心慌，四肢乏力。诊见面色萎黄，气短神疲，舌淡苔白，脉弱。诊为"气不摄血之崩漏"，治用补气摄血法，方用十全大补汤加减：红参10克、黄芪20克、白术15克、当归10克、熟地15克、补骨脂15克、旱莲草15克、仙鹤草10克、阿胶10克、艾叶6克、黄芩6克、甘草6克、血余炭10克。上方除红参另煎兑服、阿胶烊化外，余药共炒黄，日一剂，水煎温服三次。服2剂经量逐渐减少，服6剂血止经停。上方去仙鹤草、艾叶、黄芩、血余炭，加茯苓10克、枸杞子10克、红枣5枚，再服12剂，日见康健，至今安好。

二十、小儿脓疱疮

1990 年 9 月 1 日前后，我儿小邦该上幼儿园了。可偏偏这时候，他患了脓疱疮，头面、鼻旁、颈部等处都有黄色小脓疱，有的破溃，已结蜡黄色脓痂。我到医院找医生开了三天消炎药（当时我还在武穴卫校工作），内服强必林，外用红霉素膏，用药三天没有任何效果。我又到医院请医生开了三天青霉素输液，病情不但没有控制，反而呈蔓延之势。我看抗生素对此病不敏感，就考虑用中药治疗。我用仙方活命饮合五味消毒饮化裁了一方：二花 9 克、连翘 9 克、天丁 6 克、蒲公英 9 克、地丁 9 克、黄连 6 克、虎杖 6 克。买了 3 剂回来，日一剂，水煎温服三次，药渣煎水洗一次。服用两天后，脓疱疮逐渐干枯、结痂、脱落，服用 5 天便脱痂而愈。

脓疱疮好发于夏秋炎热季节，婴幼儿是易感人群。儿童之间容易传染，严重者可诱发肾炎。后来，我在临床经常接诊此类病儿，对于久用抗生素不效者，我便用此方加减治疗，效果较理想。我将此方拟名为消疮饮，功能清热解毒、消肿敛疮，主治疔疮肿毒、红肿热痛、溃烂流脓等症。为方便记忆，我作歌括为：消疮银翘加二丁，虎杖黄连蒲公英。

二十一、心细手勤胜名医

当医生要心细手勤，不要为人言和经验所惑。病人诉心痛，要看是真心痛还是胃脘痛，要用手摸一摸，痛在什么位置。很多人自诉心痛，经查乃是胃脘痛。有人自诉得了腮腺炎，我用手一摸，却是淋巴结肿大。临床用药，拿起药瓶和安瓿都要仔细查一遍。有人凭经验，手一伸拿来，以为是葡萄糖酸钙，而注到病人身上却是氯化钾，很快就把病人打死了。马虎要人命。孩子输液前很平静，为什么输液后突然咳嗽胸痛呢？要赶紧检查输液管。原来输液管有空气进了血液会出现这些表现。病人输液时突然出现口唇发麻，或手足心发痒，要考虑药物过敏。突然出现面色苍白，要迅速判断是晕针还是休克。伴腹痛欲呕，多为低血糖性晕针；伴唇绀气促，多为过敏性休克。总之，心细手勤要贯穿诊断、治疗、用药、护理等临床全过程。

2000 年 5 月 3 日，我接诊了一患儿，男，7 岁。其祖父诉，患儿鼻塞流腥臭浊涕两年余，伴头昏头痛，严重影响学习和休息。曾在武穴市石佛寺卫生院诊治多次。每次主治医生瞄一眼就说，鼻炎鼻息肉。反复打针服药滴药。到中医院看，医生瞄一眼说，鼻息肉。又是打针服药。在武穴市人民医院也看过几次，医生还是说鼻息肉。最后找了武穴市五官科最有名的某医生，某医生看了一眼说，典型的鼻息肉，要做手术！

其祖父不想做手术，于是到我处求医，看吃中药能否消除。我给患儿做检查，发现其左侧后鼻腔被一息肉样肿物完全堵住，上覆脓性分泌物。我用棉签轻按肿物，非肉感，有硬度。我怀疑是鼻腔异物，用小镊子轻轻外拉，竟随手而出。鼻子立刻通气，而且没有出血。将肿物洗净查看，原来是一铅笔橡皮头。其祖父千恩万谢，说花几多钱、跑几多医院、找几多有名医生，竟然没治好，你一动手就解决了。我没有用药，因此没有收费，患儿当时跟他祖父回家了。因此，也不知患儿姓名，更不知其详细地址。此案只因细心，亦肯动手，故成就一件好事。今特记之，以供医者鉴。

二十二、伤人不觉隐翅虫

隐翅虫皮炎是由隐翅虫毒素沾染人体皮肤而引起的一种皮肤病。好发于面、颈、上肢等露出部位，表现为条索状、斑块状或点状水肿性红斑，常伴有密集的小丘疹，水疱或脓包，有时有糜烂渗出物，感觉灼痛、微痒，一般在起床后被发现。

隐翅虫是一种黑色蚊状小飞虫，昼伏夜出，多在夜间向有灯光的地方飞行，尤其是日光灯。虫触人体并不放出毒汁，只是被拍击、压碎，其体内毒素才刺激人体致病。此虫在我国遍有分布，初夏至秋末皆可伤人，以夏收时节为甚；病人以农民和其他野外工作者为多。

隐翅虫皮炎防治要点如下：

1. 要搞好环境卫生，清除住宅周围杂草，消灭隐翅虫滋生地；

2. 安装纱门纱窗或挂蚊帐，防止害虫侵入；

3. 睡觉应当关灯，避免"引虫入室"；

4. 身上有虫应先拨落再弄死，不要用手拍击。如果已被虫伤，应尽早用肥皂水或其他碱性溶液清洗患处（对酸性毒素有中和作用），然后涂皮质类固醇霜如氟轻松、皮炎平等，单方可用鲜马齿苋捣烂敷患处，每日 1~2 次，症状较重的应找皮肤科医生治疗。

二十三、正确对待腮腺炎

近来本地腮腺炎流行，患者大多为儿童。家长对此表现出两种极端：一是高度紧张，过度治疗。这类人多是有文化的父母。他们从网上看到腮腺炎的种种并发症，吓坏了，天天要求医生打针。二是不以为意，迷信偏方。此类多是年长的祖辈。他们相信过去的经验，说是小时候都得过，谁治呀？用芒硝衬一下就好了。

流行性腮腺炎是一种呼吸道急性传染病，中医称"痄腮"，本地人叫耳衬。以头痛、发热、呕吐、腹痛、不吃饭、两腮肿为主要表现，并发症可有脑炎、心肌炎、胰腺炎、睾丸炎、卵巢炎等。人生几乎都要得一次。目前的预防针效果不理想。如果得病，以清热解毒、消肿散结的中药为主，用普济消毒饮加减，可内服外敷。外用太乙膏或如意金黄散。忌用酸、辣、冰、甜等刺激性食物和硬食。一般 5 天左右，即可痊愈。西药可用于对症处理和不服中药的人。如有并发症出现，应及时住院观察。

二十四、贯众止咳

瑞昌码头镇封氏，慕武穴名医郭老之名，小儿有疾常往求诊。2005 年春日，其 2 岁幼子先是发热咳嗽，在当地输液三天，热退而咳甚，于是过江寻郭老求治。按风寒咳嗽用杏苏散煎汤服用三天，咳仍不止。复携子前来，适郭老因病停诊，乃慕名转求我处。我见其方云：杏仁 3 克、紫苏 6 克、甘草 6 克、荆芥 6 克、白前 3 克、陈皮 3 克、紫菀 6 克、百部 6 克、桔梗 3 克。复诊其子，见其鼻塞流清涕，咳嗽无痰，舌苔薄白，脉浮。证属风寒咳嗽，仍用疏风散寒，宣肺止咳法，以郭老原方另加贯众 6 克、用葱二株，生姜二片为引。煎开加红糖温服，日三次。服药三天，鼻通咳止。其后偶有不适，封氏即携子来诊。

我诊小儿风寒咳嗽，常用杏苏散为基本方加贯众，止咳效果颇佳。贯众具解毒杀虫、凉血止血、收敛止咳之功，《圣惠方》用治年深咳嗽，现代医学认为其有抗病毒之功。凡有风寒感冒，咳嗽难止之人，用之最佳。

二十五、大黄非猛兽

昔日求学，先生苏忠德云，大黄乃峻下之品，荡涤肠胃，无坚不摧，阳明腑实证之"痞满燥实坚"五症俱全者，必用大黄。先生言辞激越，如长风破浪，我闻之骇然。《本草正义》言大黄"迅速善走，直达下焦，深入血分，无坚不破，荡涤积垢，有犁庭扫穴之功"。《药品化义》言其"气味重浊，直降下行，走而不守，有斩关夺门之力"。我读此文，曾畏大黄如洪水猛兽，避而不用者再。所虑者，恐泻下不止也。临证既久，知不可避，乃先以小量试之，见无所苦，便用常量，特殊疾患，偶用大量，而今已能得心应手。

大黄有泻下积滞之功，大便秘结可用：热结伍芒硝，阴虚伍生地，寒结伍干姜，黄疸伍茵陈。火毒炽盛可用大黄：血热吐衄伍黄芩，胃火牙痛伍黄连，疮疡肿毒伍银、翘。瘀血积滞可用大黄：瘀血结块伍土鳖虫，瘀血经闭伍桃、红，外伤瘀痛伍乳、没。大黄用于泻下通便必须生用后下或泡服，不宜久煎，久煎则失泻下之功。

二十六、妙药虎杖

虎杖是我临床常用中药之一。我常用虎杖的理由，一是因其药源充足。虎杖遍布华南、华中各省，易采集，多野生，价格低廉，有利于减轻患者经济负担。二是疗效好，无毒副作用。虎杖具清热解毒之功，故疗疮肿毒、咽喉肿痛等火热毒症，我常用之。虎杖具活血消肿之功，故风寒湿痹、经络不通等痛症我常用之。跌打损伤、瘀血疼痛等症我常用之。血滞经脉、乳癖、癥瘕、闭经痛经、癌肿包块等症我常用之。虎杖炒黄，具收敛止血之功，故溃疡流水、痔疮出血、水火烫伤等症我常用之。虎杖具泻火通便之功，故心火上炎、口舌生疮我常用之。胃火炽盛、口苦口臭、牙龈出血等症我常用之。热结便秘、小便赤痛等症我常用之。

现代医学研究证明，虎杖具有广谱抗菌功效，可用于多种细菌感染，是一种天然抗菌中药。虎杖具有抗炎功效，可用于风湿性关节炎、痛风等非感染性炎性肿痛，虎杖具有促进溃疡面愈合的功效，研粉调麻油或蜂蜡外用，常用于下肢溃疡和烫伤溃疡。虎杖具有降血糖的功效，因此，可用于糖尿病的治疗。虎杖具有降血脂、扩冠脉作用，因此，也用于高脂血症和冠心病。虎杖具有退黄疸、降转氨酶作用，因此，常用于黄疸肝炎和新生儿黄疸。

不管从中医角度还是西医角度研究，虎杖都是具有广泛临床价值的一味中药。因此，它不但是老虎之杖，也是保护人体生命的健康之杖。

二十七、木芙蓉治痈疽

吾乡自改革开放后，乡人广植木芙蓉以供观赏。其花鲜艳如荷，经霜不落，苏东坡曰："唤作拒霜犹未称，看来却是最宜霜。"李时珍谓其"治痈肿之功，殊有神效"。

1992年国庆期间，武穴市看守所洪氏之母，左肩膊发红肿热痛，肿胀发亮，不敢动弹，寻吾诊治。此西医所谓"急性化脓性感染"，而《外科正宗》谓之"臑痈"也。其时，吾见墙外芙蓉正茂，然尚未着花。因思李时珍语，何不以此木疗此病？即令洪氏择芙蓉叶一握，捣烂外敷患处，一日一换。其母当夜便能安卧，二日而红退，三日而肿消，左手活动自如。吾见其母，始信李时珍之言非诳语。真良医之真言也。

一年一度秋风劲，又见芙蓉放红英。触景生情，想见其功，因以记之。

二十八、病从口入有道理

我少时家贫，饥不择食，生瓜烂枣，随地捡食。虫卵入腹，蛔虫内生；腹痛时作，大便出虫，长约五寸。此饮食不洁之故也。又遇时节，难得一饱，狼吞虎咽，不知腹满。夜不能寐，辗转反侧，腹痛胀满，嗳腐吐酸。此饮食不节之故也。我一堂兄，曾受雇于人，于果园摘梨。园主约曰，园内随便吃，但不准带回。他边摘边吃，终日不停，当夜腹泻，三日不止。此暴饮暴食之故也。

上述皆贫穷时之病。而今富裕，家有余粮，日食肥甘，累月经年，脑满肠肥，血脂沉积，脉管瘀塞，经络不通，百病乃生。中医之中风偏枯，西医之动脉硬化、高血压、高脂血症、冠心病、脑梗塞、糖尿病、脂肪肝、痛风、性无能、肥胖症等，皆由此而生。此富贵时之病。凡此种种，皆为口入之病，古人云："病从口入。"信不诬也。要养生祛病，保命全形，须控制饮食，讲究卫生，饥饱适时。成人少食肥甘，饮食清淡，不吃禽兽。佛家说，戒杀生。孙思邈说，杀生求生，去生更远。俗话说，贪了口味的便宜，受了性命的损。此皆教人以食素也。西医亦云，动物肉类多含饱和脂肪酸，若过食之，易引发心血管疾病。

二十九、有钱难买老来瘦

毛泽东时代生活困难，我们乡里很难遇到胖人。有人发胖了，大家会说发福了；有人长得肥胖，大家会说很福气。人们把肥胖与福气相联系，认为胖人有福。为何有福？因为吃得好，喝得好，人人羡慕。现在富裕了，胖人越来越多，人们不再羡慕。胖人不但没有了自豪感，反而每天为减肥着急。

从科学角度讲，肥胖过度是疾病。肥胖对人体的危害是多方面的：其一，损坏心血管。胖人血脂高，沉积于血管壁，可引发高血压、冠心病、脑梗塞等病。其二，加重呼吸系统负担。胖人需氧量增加，而肺的呼吸活动受限，可引起肺部高压症和低氧血症、睡眠窒息综合征等病。其三，造成内分泌功能紊乱。胖人易引发糖尿病。糖尿病又可引起视网膜病变和糖尿病肾病。其四，损害肾脏。胖人的高血压病和糖尿病最终都会损害肾脏，导致肾功能衰竭。其五，影响生殖功能。因生殖激素很容易在脂肪中溶解，导致男性睾丸酮偏低而致阳痿、少精。女性可致卵巢功能紊乱而引起性功能低下、月经不调、不孕等症。胖人常伴有肥胖性生殖无能综合征或肥胖性生殖器官退化症。其六，消化系统受害。胖人过多的脂肪会集于肝脏而引起脂肪肝、肝硬化。胖人过多的胆固醇，可引起胆囊疾病。胖人因过食肥甘易致便秘，长期便秘可诱发肠癌和其他肛肠疾病。其七，运动系统受伤。胖人因过重的体重，易致腰膝关节磨损，形成退化性关节炎和慢性腰背疼痛。其八，妨碍神经系统。胖人因代谢性疾病的发生而累及周围神经，可致肌萎缩、肌无力甚至瘫痪。其九，增加癌症发生率。因食物中的致癌物质大多是脂溶性的，可随脂肪消化吸收，故引发癌症的机会增加，男性的肛门直肠癌、前列腺癌，女性的乳腺癌、子宫癌、卵巢癌等都与肥胖有关。总之，"肥胖乃百病之源"，肥胖非福气，胖人即病人。人到老年更要注意饮食控制，加强运动，以防发胖。人一发胖，病即随之。俗话说，"有钱难买老来瘦"，是有一定道理的。

三十、想活要动

《吕氏春秋·尽数》云："流水不腐，户枢不蠹。动也。"人生欲得健康无病，除了清心寡欲、清淡饮食之外，还得勤动。动则气机运转，升降得行，血脉流畅，营卫调和。气机动则心搏血流，阳气生发，四肢温暖，不惧寒冷。血脉流则津液敷布，口生津而思食，肤得润而不枯。营气荣于脉中，血脉周流而不瘀。卫气御于脉外，虚邪贼风而不入。此谓之"正气存内，邪不可干"。浊阴得降则糟粕外排，浊毒不留，六腑通顺。外邪不入，内无瘀滞，故身强不病。人如机器，机器发动则生热能，发功发力，常用常新。年久不用则油管堵塞，电路老化，锈蚀斑驳，终成废物。

活动不必拘于形式、场地和时限。随时随地均可活动身体，人生的一切营生劳作，都是创造效益的身体锻炼，洗衣扫地，锄禾担水，扛枪打铁，书写唱歌等，无一不是身体活动。有条件的人，根据自身情况，选择适当的体育活动当然更好。没有条件的，哪怕摇摇头，叩叩齿，扭扭脖子，甩甩手，走走路，跑跑步，做做操，跳跳舞，都是不受限制的活动形式，根据自身需要，随时可行。

人体活动要适度，以自身能够承受，自我感觉舒畅为原则，不必用他人的标准来要求自己，不能勉强用力。过度则气血耗伤，筋肉劳损，精神疲乏，变生他病，适得其反。华佗云："人体欲得劳动，但不当使极尔。"此言甚是。

三十一、我见白头喜

我六岁患病，高热谵语，眼放金光；十岁学泳，溺水池塘；三十搏浪长江，中流击水，暗漩湍急，卷入船底；四十鬓生白发而心惊，惜韶华而伤逝青春。偶读贤文"人见白头嗔，我见白头喜；多少少年亡，不到白头死。"自此释然。念我平生，几死者三，而今尚存，岂非万幸？白发与否，已不足论。

白发多见于中老年人。中医有肾气虚衰、精血不足之说，然补肾填精、乌须黑发之药往往无效。西医认为，白发可能与遗传、精神、营养等因素有关，也无定论。除了白癜风、白化病、斑秃、血管硬化等病所致，须治疗原发病外，一般白发不必在意。白发人不一定身体差，黑发人不一定就无病。

但是，爱美之心，人皆有之。因为审美观念的从众心理，国人多好黑发而恶白。见有白发，少则拔之，多则药之，全白则染之。殊不知自然规律不可抗拒，"春风不染白髭须"，白发恰如春草，"更行更远还生"。其实，只要调整心态，更新审美观念，头发黑白，无伤大雅。人有黑种、白种、黄种，发有黑色、白色、黄色。白人不以黑发为美，国人何以白发为忧？有位艺术家说过，黑发有黑发的风采，白发有白发的骄傲。只要身心健康，何愁头生白发？

确因某些需要而染发者，亦须尽量减少次数，最好间隔三个月以上，尽量减少染发剂用量。只染白发部分，尽量避免染发剂接触头皮，染发后多用水清洗。因为目前染发剂绝大多数为化学物质而绝少天然。就临床所见，染发剂可致以下疾患：①致癌。染发者癌症发病率明显增加，以恶性淋巴瘤和白血病为多。②再生障碍性贫血。有人染发数次之后，即见身体不适，查血发现红细胞、白细胞和血小板全部减少。③肝肾损害。某些染发剂中含有的铅、汞、砷等物质，造成慢性隐匿性肝肾损害。平时不自觉，一旦发现，为时已晚。④加重脱发。染发剂对毛囊的损害，易造成脱发而难再生。⑤过敏。最常见的为接触性过敏性皮炎，曾有人因染发而致过敏性休克。

以下情况最好不要染发：①对染发剂过敏者。②头皮有损伤者。③孕妇和乳母。④年老体弱、肝肾功能不好者。⑤有癌症家族史者。

三十二、等闲博个"神医"号

2005年6月，某局王局长来诊。其人形体壮实，向无病恙，时年52岁。自诉一月前右侧上眼睑下垂，眼部肿胀，晨起尤甚，影响视物。在某医院五官科检查，诊为右侧上睑下垂，输液消炎，治疗一周不效。复在某名医处诊查，检查血常规、尿常规未见异常，按肾炎治疗一周，症状仍无改善。又到武汉同济医院做脑CT检查，也未发现异常。复用宣肺解表、利水消肿、补气升提等中药陆续服用，皆无响应。一日蹒至我处求诊。我询问了病史和治疗经过，问他做过胸部检查否，答曰，眼睑下垂和胸部有何关系？未做。我含蓄地建议他做个胸部CT检查，王局长不置可否。数日后，其夫人提个CT报告资料袋来说："李医生真是神医！老王肺部果然有问题。"检查报告提示：支气管肺癌。和我的判断一致。

其后陆续有人找我看癌，有人有点头疼，要我看看有无癌症；有人有点牙痛，也要我看看有无癌症；民间互相传说，李医生会看癌症。我为何怀疑王局长有肺癌？因为，我记得书上说过，肺癌及其转移的肿大淋巴结压迫上腔静脉，可引起面部浮肿；压迫交感神经，可引起上睑下垂。我解释说，我不是会看癌症的神医，只是在必要时，将所学知识用上来而已。

三十三、额部冷热不可靠

岳美中先生《诊断学辑要》按额部云："倘额热，知是发热；额不热，知不发热。"临证之时，不能拘于此说。我诊小儿，按其额部不热，量体温见发热；有时按其额部热，量体温却正常。盖因天寒冒冷而来，虽高热而额亦凉；天暑疾走而来，虽凉而额亦热。

诊断发热与否，要注意三点：其一，不能以病人及家属所说为凭。有病人自诉发热，诊不见热；有家属言小儿大热，实则不热。发热与否要靠自己的亲自诊察。其二，按额部更要按脉搏。常人脉缓，热则脉数。但要除外心动过速之人。其三，怀疑发热要测体温。体温计可以测出病人发热的具体数字，是目前临床诊断发热的主要方法。但要与脉搏合参，以防体温计未量好或有质量问题。

三十四、采蘑菇得治癌法

董学军老师生于内蒙古，大学毕业分配在大草原工作。1989 年 8 月，天气炎热，草原上草茂花繁，草丛中生出很多蘑菇。他闲暇采蘑菇，收获颇丰。更重要的是，他通过思考蘑菇的生长，悟出了治癌之法，值得借鉴。他发现蘑菇生长需要必要的温度、湿度和环境，三者缺一不可。只要一个条件不具备，蘑菇就不能生长。人体癌症的生长，也如林中的蘑菇，必须具备一定条件。医生只要改变患者身体癌症生长的一个条件，癌症便会停止生长或萎缩。如不改变其生长条件，今天切除了明天还会长。这里切除了那里还会长，就像林中的蘑菇。他认为，得癌是因为人体阳虚寒凝血瘀，治宜温阳散寒，活血消肿。他用此法治一乳腺癌患者，服药半年后，癌肿逐步消散。

三十五、脾胃喜温热恶寒凉

有胃气则生，无胃气则死。脾胃属土，土生万物。然无温热，土不生化。如冬日海南，万物繁茂，土能生；东北寒凉，花木凋零，土不生。所异者，温热也。冰冷寒凉饮食，皆伤脾胃。饮食既久，胃病乃生。

三十六、主动脉夹层

内兄陈某，2015 年 6 月 29 日与人争执，突发上腹疼痛，胸闷气促，不能站立。随即送花桥卫生院检查诊治。该院按高血压（180/110mmHg）冠心病心绞痛用药数日，血压渐降，胸闷稍缓，但上腹疼痛持续不已。电话告我，我要他速到人民医院做 CT 检查。结果显示：①左侧胸腔积液；②冠心病心肌缺血；③腹主动脉夹层。我确定其心血管有病，但胸腔积液因何而起，腹主动脉夹层有何危害，我一时不能确定。于是，请在人民医院专攻心血管疾病的表弟锦克会诊。锦克一看报告，便说，主动脉夹层非常危险，需要住院准备手术。我当即决定送往武汉，在省人民医院做微创介入治疗。7月11日，内兄手术成功，平安出院。

主动脉夹层，是我此前未学过、也未接诊过的疾病。是一种严重的血管疾病，最大的危害是导致死亡。大多数患者，在发病数小时至数日内死亡，最常见的病因是高血压，左侧胸腔积液是其常见体征，突发剧烈疼痛是其主要症状。内兄因是腹主动脉夹层，故表现为上腹部疼痛。内兄的患病，使我认识了主动脉夹层这个疾病，也使我看到了现代医学飞速发展的事实。如果没有介入治疗这种先进的治疗技术，内兄也许已不在人世。医学难精，由来久矣。做到老学到老，还有三分没学好。真是学无止境，医尤如此。

三十七、皮肤为何越洗越痒

天热高温，皮肤病人增多，尤其是年轻人。经检查，大多属于体癣、股癣、手足癣之类真菌性皮肤病。许多人不理解，自称是很讲卫生的人，每天洗两个澡，用的都是沐浴露、高级香皂等洗涤剂，为什么皮肤越洗越痒、皮肤病越洗越多呢？

说起来，这其中自然有它的特殊原因。因为肥皂、沐浴露等洗涤剂，多属于弱碱性物质，而人体皮肤呈弱酸性。如果长期使用弱碱性物质，就会破坏皮肤正常的酸碱平衡，造成皮肤的细微损伤。皮肤酸碱平衡的破坏和皮肤损伤，为皮肤真菌的入侵和生长繁殖提供了条件，于是体癣、股癣、手足癣等病应运而生。真菌的生长繁殖刺激皮肤末梢神经，可引起瘙痒不适等临床症状。损害皮肤，可出现疱疹、红斑、脱屑、角化、糜烂等体征。严重者，可继发感染。

正确的洗涤方法应是停用或少用沐浴露、肥皂等碱性洗涤剂，改用清水洗浴。如有轻微真菌感染，洗浴时可加少量白醋。如患有明显癣疮，则需药物治疗，可用清热燥湿、杀虫止痒中药外洗，外搽克霉唑、酮康唑等膏剂。

另有部分老年人，在天寒地冻时节也喜欢洗澡，而且喜欢热水泡。理由是，不洗皮肤瘙痒。有的老人说，每天洗澡还是皮肤瘙痒。这是因为，老年人保护皮肤的皮脂腺分泌减少，皮肤失去了皮脂的滋润，皮肤水分容易挥发而引起干燥瘙痒。皮肤瘙痒的老人洗澡越勤，皮脂消散越多，皮肤更易干燥，加之洗澡水过热，更易损伤皮肤，导致皮肤瘙痒加剧。所以，老人冬季洗澡次数不宜过频，洗澡水不宜过热。

三十八、溃脓不愈另有因

武穴市石佛寺镇杨某某，女，59 岁。2004 年 9 月 21 日来诉，左食指甲周肿痛溃脓三月余，时轻时重，在当地卫生室打几天抗生素，肿痛溃脓即缓解。停药不久又红肿疼痛溃脓，反反复复。诊见左食指甲周红肿溃烂，有脓性分泌物。

根据经验，诊为甲周脓肿并发溃疡，一般内服解毒排脓、生肌长肉中药，外敷太乙膏，3 至 6 天即可痊愈。于是处方三天：虎杖 15 克、黄柏 10 克、蒲公英 10 克、地丁 10 克、败酱草 10 克、黄芪 15 克、当归 10 克、黄连 10 克、天丁 10克、甘草 10 克。日一剂，水煎温服二次，药渣煎水洗患处一次，外敷太乙膏。三天后复诊，患者患处红肿消退，但溃疡面未愈合，还有脓液。按经验，再用药三天，溃疡面应该干燥结痂，遂又开中药三剂。又三天，患者来诉，甲周溃脓未愈。这就引起了我的警觉，为何一周左右可以痊愈的病，此人三四个月不好呢？我用镊子轻轻拨开患者溃疡面慢慢探查，终于发现溃疡面里有一硬物，我轻轻夹住往外拉，原来是一根木刺，大约 6 毫米×3 毫米。再用药三天，创口即结痂而愈。溃脓经久不愈，排除结核和癌变，不是用药不当，即是有异物，如木刺、鱼刺、沙石、死骨等。这时要注意仔细清理溃疡面和脓腔。

三十九、脓肿的切开和引流

"春眠不觉晓，处处闻啼鸟。夜来风雨声，花落知多少。"孟浩然的这首诗，千古以来，不知滋润了多少人的春梦。可惜，这位唐代大诗人却在 52 岁时，不幸因痈疽发背而死。痈疽，包括了现代医学的痈、蜂窝组织炎和脓肿等病。脓肿，相当于中医的疽。中医之疽，有阴疽、阳疽，有头疽、无头疽之分。现代医学把脓肿分为浅表脓肿和深部脓肿。脓肿的特点，一是有脓腔，二是有脓液。脓肿一旦形成，就要切排引流。古人排脓，常用膏药外敷和针刺。膏药如拔毒膏、咬头膏等，多用于浅表脓肿。针刺是用铁针烧红直插脓腔。现在看来，膏药嫌慢，针刺怕痛。我们现在有手术刀和麻醉药，慢和痛的问题就可以迎刃而解了。

关于脓肿的切排与引流，西医外科学有详细说明。我要说的是临床上遇到的问题和我的经验。西医强调脓肿切开的原则是"切口要够大"，我的观点是"切口要够畅"。只要切口通畅，脓液能顺利排出，切口不必太大。切口太大，一是会加重正常组织的损伤，二是延长了创口愈合期，三是加大了皮肤疤痕。

我曾接诊一位乳母。她产后哺乳半月时，左侧乳房红肿热痛，伴发热畏寒。在医院输液用抗生素一周，发热畏寒缓解，但乳房肿痛没有消退，经B超检查已成脓肿，于是做了切开排脓手术。术后引流换药，竟月余之久，尚不能愈合。乳母诉每天换药就着急，医生把脓腔里的纱条拉出来，又把新纱条塞进去，痛得厉害。诊见患者左侧乳房创口周围皮肤已变青紫，脓腔里塞满纱条，好像装实的棉包。这是我临床经常遇到的情形。我接诊之后，将脓腔里的纱条全部清除。清洗消毒后，用一根消毒纱条，插进脓腔，留一部分在皮外，盖上消毒纱布固定。每天换药时，将纱条向脓腔外退出一点，三天后脓腔没有明显分泌物，即停止塞纱条引流。再换药四五天，创口即自里向外自行愈合。这里的塞纱条引流是一件小事，一个细节，但因为医生操作不当，致使患者冤枉痛苦月余之久。其实，书上写得清清楚楚，引流物应"每天向外拔出1~2厘米"，引流"一般不超过一周"。

四十、带下病的诊治

妇人白带清稀量多，阴部不痛不痒，伴神疲乏力，面黄纳呆，多是脾虚气弱。治用健脾益气、收湿止带法，方用参苓白术散合完带汤加减。

妇人黄带腥臭如涕，阴部不痛不痒，四诊无虚象，多是湿热下注，西医属细菌感染。治用清热利湿法，方用黄连解毒汤加味。西药用抗阴性菌药，头孢安卞、氨基甙类，奎诺酮类可选用。

妇人白带稀如米汤，伴阴部瘙痒不适，多为滴虫感染，一般男方亦有症状。可直接用抗滴虫药，如甲硝唑等。

妇人白带稠如豆渣，伴阴部瘙痒，多为真菌感染。此类病人不能再用抗生素，可用燥湿杀虫止痒中药外洗，静滴氟康唑等抗真菌药。

妇人带下脓血，多为热毒壅结，血络损伤。用清热解毒、凉血止带法，方用五味消毒饮合十灰散加减。如中西药物治疗不效，要做妇科检查，以防宫颈糜烂和妇科肿瘤。

四十一、乳腺小叶增生症的诊治

乳腺小叶增生属中医"乳癖"范畴，好发于 20 至 50 岁妇女，以单侧或双侧乳房结块、胀痛或刺痛为特征。慢性病程，时轻时重，疼痛可随情绪波动或月经前后而加重。乳房肿块多呈条索状或片状，可有小结节，按之痛，边界不清，质地柔和。本病要与其他乳房疾病相区别：其一，乳腺炎，多见于哺乳期妇女。急性期，可见乳房肿块红肿热痛，常伴发热畏寒，后期化脓，肿块变软。慢性期，可见局部硬块，按之痛，边界不清。其二，乳腺囊肿，多为单个发生。一般在哺乳期或哺乳期后出现，圆形，不痛或轻微压痛，表面光滑有弹性，不与组织粘连，穿刺可见乳汁样液体。其三，乳腺纤维瘤，为乳房的良性肿瘤。一般单个发生，圆形质硬，表面光滑，不痛，不与组织粘连。其四，乳腺癌，为乳房内不规则包块，质硬，边界不清，与组织粘连不分，早期无压痛，中晚期按之痛，溃烂后有恶臭。其五，乳房结核，为乳房内不规则结块，早期质硬不痛，易与乳腺癌混淆，后期溃脓成窦，经久难愈，可有结核病史。

　　我在临床接诊最多的是乳腺小叶增生患者。究其成因，多为气郁血瘀，凝结成块。治疗以疏肝理气、活血消肿为法，方用自拟乳癖汤加减：虎杖 10 克、薄荷 6 克、蒲公英 10 克、鸡血藤 10 克、丹参 10 克、赤芍 10 克、泽兰 10 克、坤草 10 克、香附 10 克、木香 6 克、枳壳 6 克。日一剂，水煎温服三次，药渣热敷一次，一般两周左右即可见效。作乳癖汤歌括为：乳癖汤用附枳香，薄荷公英芍虎杖。血藤丹参坤泽兰，行气活血乳癖康。

　　廖某某，女，45 岁，武穴市石佛寺人。2014 年 6 月 15 日初诊。自诉双侧乳房胀痛两年余，两年前于情绪不好时，即感双侧乳房胀痛不适，摸之有结块，按之有压痛。开始没在意，近一年来痛肿加剧，在某医院做 B 超检查，诊为乳腺小叶增生。曾服用逍遥丸、乳癖消、乳核散结片等药，并做了红外线理疗，有时缓解，有时无效。触诊见双乳外上方各有一条索状结块，夹有光滑小结，按之痛，余诊未见明显异常。按乳腺小叶增生症，用乳癖汤服用 15 剂，嘱保持心情舒畅，忌性急动怒，防寒保暖，勿食冰冷食品。半月后复诊，自诉胀痛大减，乳房肿块变柔和，按之不痛。再服上方 15 剂，此后回访无不适。

四十二、妇科病误治肛肠

廖某容，女，52 岁，武穴龙坪人。2015 年春节后即感肛门坠胀，大便不调，日行三四次，时软时硬，有时夹有白色黏液。她有时吃点消炎药，有时打几天抗生素，没有在意。

2015 年 5 月自觉症状加重，云"大小便之间胀人，想解手又解不出。"其夫甚是忧悯，带她在人民医院、武汉协和医院等地做了血、尿、大便、白带等常规，超声波、直肠镜等检查，结果除了直肠有两个小息肉外，其余未见异常。医生多按直肠息肉和直肠炎用药，效果均不理想。

6 月 23 日来我处求治，自诉除肛周坠胀，大便不调，白带稍多，其余饮食、小便、月经均无明显异常。诊见形体壮实，声音清亮，五官、胸腹、肛周未见异常，舌边尖红，苔黄腻。中医诊为湿热下注之痢证，西医考虑肛周炎。治用清热燥湿、升清降浊法，方用黄连解毒汤加味：黄连

9克、黄柏9克、黄芩9克、栀子6克、车前草9克、半枝莲15克、升麻6克、葛根6克、地榆6克、木香6克、枳壳6克，服6剂复诊，自觉症状有所缓解，再服6剂，外出江苏务工。

10月7日其夫妇又来我处，言其术后要抗感染。原来她到江苏后缓解了一段时间，之后又时好时歹。8月份在南京做肛肠和宫颈取样病检，确诊为宫颈癌，已做手术并行化疗。观其形大不如前，身体佝偻，大肉尽脱，腰间悬一引流瓶。熟人见之无不嘘唏。

我暗自懊悔，我和此前诸医尽误矣。妇科病怎么一直按肛肠疾患诊治呢？原来是妇科肿瘤引起的肛周不适。

四十三、不孕不育多阳虚

万物生长靠太阳，枯木逢春也发芽。这里说的都是指阳气的重要性。阳气虚则寒从内生，水湿不化。男子寒湿盛则精不能生，女子寒湿盛则精不能长。不生不长，则不育不孕。治宜温阳散寒化湿，阳气足则寒除湿化，寒除则精生，湿化则苗长，故能孕育。温阳首当健脾，脾阳健运则中土温煦滋润而不寒不湿，如土地之温度、湿度，适宜则种子生而生命出。药如附子理中之属，创造出适宜生命生长之条件。条件成熟则用补肾填精之药，如五子衍宗丸之属，以助生机。温阳之法，药疗之外，劳动为要。动则阳气生发，经脉流畅，肢体温暖，如机器发动，冰铁亦温。次则防寒保暖、忌食生冷冰冻之物。

四十四、婴儿口病三不同

经常有婴儿因流涎、拒食、啼哭等症前来就诊。临床所见，主要由鹅口疮、手足口病和口腔溃疡等引起。此三种病症，病因不同，预后不同，治法亦不同。

鹅口疮是由白色念珠菌感染，表现为口腔黏膜出现乳白色、形似积滞奶块的高起斑膜，不易擦去，小者点状，大者成片。轻者无不适，重者因疼痛而啼哭，哺乳困难。严重者可蔓延至食管、支气管而引起念珠菌性食管炎、肺念珠菌病。我治疗此病时，常用清热燥湿为法，以虎杖三黄汤加味：虎杖 6 克、黄芩 5 克、黄连 5 克、黄柏 6 克、车前草 6 克、叶下珠 5 克、藿香 3 克。日一剂，水煎温服三次。

手足口病是由肠病毒引起的以口、手足出现水疱为特征的传染病。患儿口腔黏膜出现芝麻大或绿豆大小的浑浊白水疱，色如烂荔枝，可破溃糜烂。同时掌跖、臀部等处，可见红色斑丘疹和薄壁小水疱。可伴有发热，婴幼儿间易传染。前几年，安徽阜阳曾有引起流行并致儿童死亡的报道。我治此病以清热解毒祛湿为法，方用自拟解毒祛湿汤：大青叶 8 克、板蓝根 8 克、贯众 8 克、虎杖 8 克、荆芥 5 克、薄荷 5 克、车前草 8 克、鱼腥草 8 克、甘草 5 克。日一剂，水煎温服三次，药渣煎水洗手足等患处一次。

　　婴儿口腔溃疡，多见于热病之后。现代医学认为，可能与多种因素有关，如维生素缺乏，微量元素缺乏，免疫缺陷等。轻者口腔黏膜出现一个或多个绿豆大小的黄色溃疡面，周围有红晕。严重者口舌黏膜糜烂腐臭，张口受限，进食疼痛，饥饿啼哭。我治此病多以清热养阴、泻火止痛为法，方用口疮宁，药见医论部分"口疮宁简介"一文。

　　上述三种病症，其共同点都是婴儿口腔黏膜病变。我在用药时，都加了维生素 B_2，口服，5～10毫克，日二次，以期促进口腔黏膜修复。饮食宜忌，均忌辛辣刺激、烧烤油炸食品，宜蔬菜水果、流质食品。

四十五、虫斑不是真有虫

　　少年儿童面部长有圆形或椭圆形淡白色斑块，表面粗糙，常伴有细小白屑，一个或多个发生，与周围皮肤边界清楚，一般无自觉症状。西医谓之单纯糠疹或白色糠疹。其病因不明。有人认为可能与糠秕孢子菌感染有关。中医称为"虫斑"，认为饮食不洁，虫积内生，脾气失运，以致虫毒气滞，郁于头面皮肤而成。本地人称为蛔虫斑、冷饭积、花脸饼等，认为腹内有虫。常有家长带患儿来求诊，要求给患儿服用驱虫药。也有家长反映，患儿服过多次驱虫药，不但没有看到虫，脸上的虫斑还是不退。

　　我发现此类患儿大多发育不良，身体消瘦，面色枯黄，夹有白斑。饮食多以油炸烧烤、生冷零食为主，很少吃正餐，不吃蔬菜水果。根据中医辨证，应是饮食积滞，脾虚不运。按西医观点，考虑饮食失衡，维生素缺乏，营养不良。治疗以消食导滞、健脾和胃为法，方用保和丸合参苓白术散加减，成药用保儿安颗粒（山楂、麦芽、使君子、布渣叶、莱菔子、槟榔、葫芦茶、孩儿草、莲子心）冲服，另加服维生素 B 族和鱼肝油（含维生素 AD），外搽曲咪新乳膏（连续使用不能超过一周）。嘱患儿禁食油炸烧烤食品，多食蔬菜水果。一般两周后，患儿即气色转佳，白斑渐退。

四十六、小儿高热惊厥的急救

家家都要生儿育女，儿女小时候难免感冒发热，高热难免出现惊厥。小儿高热惊厥是儿科临床常见急症之一。发病率约4%，常见于半岁至 3 岁小儿，5 岁以后逐渐少见。小儿往往在发热中，或发热后突然起病，目光呆滞，意识丧失，面肌抽动，口唇青紫，四肢抽搐，甚至大小便失禁。发作时间由数秒至数分钟，有的可反复发作，甚至呈持续状态。惊厥一旦出现，家人往往惊慌失措，或急奔医院，或嚎哭呼叫，或烧香念佛，或驱神捉鬼。此时此刻，如在医院自可请医生救治，若在家里，则须家长操心。家长要做到一个冷静、四个措施。首先要保持头脑冷静，不能慌乱。一个基本措施是将小儿平放，头侧位，保持呼吸道通畅，用纱布或毛巾包裹压舌板，或以筷子放入两侧上下白齿之间，以防咬伤舌头。与此同时，要保持室内安静，减少刺激，严密观察。二个措施是穴位止痉，用拇指甲用力轮流掐人中、合谷、涌泉三个穴位，同时捏动四肢背部肌肉，待小儿苏醒即可停止。三个是降温措施，对于高热者，要松开衣被，以利散热，在小儿苏醒后即可用冷水浸湿毛巾（以不滴水为宜），敷小儿前额腋窝或腹股沟等处，有条件者可贴退热贴，或用5%酒精擦躯体皮肤，使之发红以散热。四个是转院措施，在小儿惊厥停止或同时采取转院措施，尽量迅速到医院请医生进行专业治疗。

我一孙女一岁七个月时，于 2016 年 5 月 21 日上午突然发热，体温 38℃，检查发现双侧扁桃体 2 度肿大，精神状态如常，玩笑自如，因此没有在意，下午 3 时出现精神萎靡，倦怠欲睡，体温升至 39.6℃，当即口服小儿氨酚黄那敏颗粒，前额和太阳穴外贴小儿退热贴，约 15 分钟后，突然出现目光呆滞，昏不知人，呼吸困难，随后四肢抽搐，面肌痉挛，口唇青紫，大小便失禁。我当即将其平卧床上，头部侧位，用拇指紧掐其人中穴，听其啼哭一声，随后紧掐双侧合谷穴，又闻其啼哭一声，再掐双侧涌泉穴，复闻其啼哭一声。渐渐见其呼吸平缓，青紫口唇恢复如常，肢体抽搐停止，处于昏睡状态，惊厥时长约为 4 分钟。随即按小儿急性扁桃体炎用药：5%葡萄糖注射液 100 毫升 + 利巴韦林 0.1 克，地塞米松 1 毫克；0.9%氯化钠注射液 100 毫升 + 青霉素 150 万单位，5%葡萄糖注射液 100 毫升 + 维生素 C 0.5 克，静滴。晚上 8 时，体温降至 38.2℃，晚上 10 时降至 37.5℃。次日体温恢复正常，再用前方去地塞米松，滴注 2 天而愈。

四十七、孩子患病不是有鬼

农历七月半前后，不少孩子突然得病发烧，乡下老人多以为是撞到鬼了。于是黄昏之前，便把孩子关在家里，说是天黑鬼就出来了，孩子外出撞到鬼就要得病。其实这是落后的迷信说法。有人会问，不迷信怎么解释七月半前后孩子多会得病呢？我们用科学道理来说明吧。

鄂东地区交秋之后，昼夜温差大，有时白天很热（八月日头哑，晒破屋上瓦），夜间却很凉（半夜凉初透）。晚上睡前还较热，需吹电扇。半夜之后又很凉，要盖单被。大人凉醒了，会关掉电扇，或关上门窗，或盖上被子。而孩子睡眠较深，气温低下来，如不注意保暖，就会受凉。睡前还是好好的，早上起来也许就发烧得病了。

要说七月半有鬼的话，这鬼就是"凉"字。有人会说，冬天多冷孩子不病，为何七月半受点凉就病了？这是因为冬天大家都知道冷，采取了保暖措施，而七月半天热，一般人对凉字就疏忽了。

四十八、小儿户外活动好

宋词有首《清平乐》："茅檐低小，溪上青青草，醉里蛮音相媚好，白发谁家翁媪？大儿锄豆溪东，中儿正织鸡笼，最喜小儿无赖，溪头卧剥莲蓬。"说的是一对农家夫妇欣赏三个儿子时的愉快心情，其中最可爱的是小儿，他一个人躺卧在溪水旁边，既懒散又专心地剥弄莲蓬。疼爱孩子的父母准会说，那不把宝宝晒黑了吗？其实皮肤晒黑一点没有关系，小儿进行户外活动有很大益处。

小儿的生长发育需要一种物质——维生素 D，这种物质小部分可从饮食中摄取，大部分要靠自身合成。人体皮肤中含有一种合成维生素 D 的原料，叫作 7-脱氢胆固醇，这种原料变成维生素 D 需要经过一道工序，即日光中的紫外线照射。人体在日光照射下便可获取大量维生素 D，这也是人体获取维生素 D 的主要来源。但是日光中的紫外线容易被天空中的云雾和灰尘吸收，所以小儿日光浴时选择晴空朗日和空气清新的地方为妙。紫外线的穿透力很弱，不易透过衣服或玻璃。所以小儿在户外活动时不应遮得严严实实，有的父母又给宝宝带太阳帽，又罩面纱，那都不利于紫外线照射（暑热天气例外）；有的父母生怕宝宝伤风着凉，常常隔着玻璃晒太阳，自然效果不好。

小儿阳光照射不足，体内维生素 D 的合成就会减少，维生素 D 缺乏时，体内对钙磷的吸收减少，血钙不足，骨骼中的钙质就会转移到血中补充血钙，致使骨质脱钙而软化，出现头骨软化，颅缝增宽，囟门闭合延迟，出牙迟且生长不良等症，胸前肋骨和肋软骨交界处可见球形串珠，胸骨凸起如鸡胸，脊椎弯曲如龟背。如病儿站立行走时，因骨质软化使下肢弯曲，出现"O"形腿或"X"形腿。病儿除骨骼病变所致的影响，还可见夜惊易哭，烦躁不安，头部多汗及枕部脱发等症状。这就是现代医学的小儿佝偻病和祖国医学的

"五迟五软"（立迟、行迟、发迟、语迟、齿迟、颈项软、口软、手软、脚软、肌肉软）或"解颅"等病。此病一经形成，单纯的日光照射就无力回天了。

　　为了孩子的健康，为了家庭的幸福，请注意科学育儿方法，经常带孩子进行户外活动。况山间的明月，江上的清风和这空中的太阳为世人所共有，既不用掏钱，也不用拉关系，何乐而不为呢？

四十九、中医药是节能环保的可持续发展事业

　　中医药学随着中华民族的产生而形成和发展，数千年来一直护佑着中华儿女的健康。和西医学相比，中医诊治疾病更加节能环保，望闻问切四诊，运用眼耳口鼻手等器官，不用水不用电，不用辅助设备，不占空间，节省人力，随时随地可以施诊。治疗疾病主要使用针灸、砭石和汤药，辅以推拿、按摩等手法，既不污染环境，也不浪费能源。

　　中药可以促进资源的再生利用。离离原上草，一岁一枯荣。野火烧不尽，春风吹又生。生来干什么？做药可治病。大自然赐予人类的一草一木，中医都可作为药用。很多中药还是废物的再生利用，如驴皮、龟板、鳖甲、陈皮、石榴壳等，既节约了资源，又保护了环境。和西药相比，中药的毒副作用更小，对人体更安全（西医有西医长处，不是本文所论）。

五十、用一个病例回驳否定中医者

最近在网上看到有人说，中医是伪科学，除中药有些作用外，中医理论似乎没有价值。不知作者用意如何，单就其否定中医而言，感觉有失浅薄。

我是一位临床医生，既系统学习了中医理论，也系统学习了西医理论。中医西医，都属于医学科学，运用各自理论指导临床实践，都能达到治病救人的目的。就好比汉语和英语，语言体系各自不同，但都能达到交流的目的。不能说世界上通行用英语说 how are you，用汉语说"你好"就不行。

中医学是一套理法方药俱全的医学体系。只要深入学习，掌握要领，按其理论指导临床，多能取得疗效。现举一例说明：

武穴市万居乐吴某某，女，45 岁，2013 年 11 月 18 日初诊，主诉头身困重疼痛一月余，眼睛肿胀难睁。曾在多家医疗机构诊治，西医相关检查未见异常，打针吃药无效。诊见目胀面浮，肤色蜡黄，神疲乏力，舌淡胖，苔白腻，脉沉。我查看其检查报告，用西医理论诊其病，确乎难下结论。于是根据中医理论辨证，四诊合参，应是脾虚湿困水肿证。治当健脾益气，化湿行水；方用四君子汤合五苓散化裁：黄芪 15 克、白术 15 克、茯苓 15 克、泽兰 10 克、车前草 10 克、藿香 10 克、佩兰 10 克、泽泻 10 克、桂枝 5 克、生姜 5 片、红枣 5 枚。日一剂，水煎，饭前温服三次。2013 年 11 月 21 日复诊，诸症大减，自觉身轻，再求数剂以固，见其神清气足，朗声言曰："打许多针抵不到三服中药！"我想不是打针无效，盖因药不对症。不论中医西医，都要对症下药。

中医西医各有所长，各有所短。即使科技高度发达的今天，人体还有许多待解之谜，中医西医都有不少难治之症。我们临床只能用其所长，避其所短。比如小儿感冒发热，医生多是打针输液，热是很快退了，但咳嗽经久难愈，有的医生还是继续打针。家长可不耐烦，换个方法，吃几服中药就好了。这是中医长处。当然，西医有西医的长处。比如一位消化道出血病人，这时用中医药就嫌过缓，得赶紧用西医输液输血，准备手术。

中医历史悠久，基本上是我们中华民族与生俱来的传统文化。在鸦片战争以前，一直是我国人民防病治病的主要方法，为中华民族的繁荣昌盛做出了不可磨灭的贡献。即使在西医药广泛应用的今天，仍有其独特的不可替代的使用价值。就像世界上通行英语，我们不能说学了英语就可废掉中文。能同时享有中医和西医的便利是我们的幸运。

中医药体系是经过历代医家长期不懈努力而逐渐形成的。中医药典籍，浩如烟海。其间良莠并存。由于历史的局限，地域的差异，个人的见解等因素，难免有需要剔除的糟粕。我们不能因其糟粕就"将孩子和洗澡水一齐倒掉"。毛泽东主席说得好，中医药学是一个伟大的宝库，应当努力发掘，加以提高。我们不能因为金矿有很多沙石就放弃开采。我们要做的工作不是坐而论道，我们要迅速行动，抓紧清理。去其糟粕，取其精华。我们既有继承的责任，又有发展的义务。全盘否定，是万万不行的！

五十一、名人看医学

民国初年，西学东渐，崇洋之风，五四尤甚。一切皆是外国好，中华古国似乎一无是处。其过激者，视汉字为累赘，意欲消除；视中医为糟粕，呼吁废止。当时名人亦多受其影响。文化先驱鲁迅先生因其父亲为庸医所误，自己学习西医，一生不信中医。革命先行者孙中山先生，也是接受西医教育，因此不用中药。两人患病，均请西医治疗，拒绝中医药。可惜西医虽好，不能保命，都未能活到六十岁。另有胡适和汪精卫，也都崇尚西医，患病先请西医诊治。但在西医不效时，转而求助中医，不意竟得延年。

中医西医各有所长，亦各有所短。毛泽东以哲人的眼光提出"古为今用，洋为中用""中西医并存""中西医结合"，以扬长避短。八十二岁高龄时，他请国医大师、中西医结合专家唐由之先生用中医古法"金针拨障术"，为其成功进行了白内障手术。他说："中国医药学是一个伟大的宝库，应当努力发掘，加以提高。"此话至今还是我国中医药事业的发展方向。

五十二、鄂东名医干峙三

1980 年，我在广济县中医院干章耀先生座前侍诊，先生常以其父洪钟师祖的"医家三要"教导我们：一要熟读医书，二要熟知药性，三要勤于临证。章耀先生是洪钟师祖的嫡子独苗，得其口传心授，终生秉承家学。洪钟师祖更是身体力行，终成一代名医。

洪钟师祖名峙三，讳字洪钟，号建鼎，以字行世。1901年生于广济县干仕垸的一个中医世家，其父竹庵公、祖小嵩公，俱以医名；其曾祖东里公更是名驰遐迩，著有《长沙药性赋歌括》行世。

洪钟师祖高小毕业即随父学医，熟读中医经典和历代医学著作，亲自辨识中草药，做到用药知其性能，见药知其真伪。十二岁随父从医，两年后悬壶应诊，二十岁后渐具医名，三十岁后闻名乡里，四十岁后声震鄂东。1943年，国民党鄂东挺进军总指挥程树芬驻罗田时患病，多医诊治不效，特派员到广济县接洪钟师祖出诊，不数日即告病愈。程树芬重金酬谢，并命人抬轿搭红相送。当时鄂东专员程汝怀、保安旅长王丹侯等要员，有病多延其诊治。

洪钟师祖有位堂叔干德风先生，也是本地名医。但洪钟师祖后来居上，医名大于德风先生，诊金也相对较高。因此本地诊病有个说法："有钱请洪钟，无钱接德风。"新中国成立后这种情况就不存在了，共产党建立了人民医院，把有技术的医务人员都集中到医院为人民服务。洪钟师祖1952年进入广济县医院，一直到1975年去世，长期坚持战斗在临床第一线，解除了千千万万人民群众的疾苦，不知道挽救了多少生命。洪钟师祖在世时，人民医院的情况是西医力量整体偏弱，一有危急重症就转中医科或请洪钟师祖会诊。他是中医科主任，许多生命系于一身，所受压力可想而知。以致到了晚年，很多生命挽回了，他自己却中风了；很多病人病痛解除了，他自己却双目失明了。人说教师像红烛，燃烧自己照亮别人；我看医生多是消耗自己的心血来延续病人的生命。随便翻看洪钟师祖的医案，都可见挽救生命的记录：

> 1959 年 3 月 14 日，龙坪卫生所转来一位高姓男子，34 岁。高热不退，神昏不语，大小便不通。经西医治疗未效，又转到中医科请洪钟师祖主治。洪钟师祖用安宫牛黄丸化水频频灌之，病人一日后渐有意识，二日后神清热减，洪钟师祖继续用中药调理而愈。

> 龙坪镇的女患者文巧莲，1959 年 11 月底发病，高热神昏，口噤不语，大便不通。在当地卫生院治疗五天未效，转到县医院住院十天仍然昏迷不醒，于 12 月 5 日转到中医科。洪钟师祖颇费踌躇，他认为此病乃热郁于内，上灼心包，下结肠胃。不攻下则危在旦夕，攻之则患者骨瘦如柴，又虑其脱。患者丈夫再三哀求，洪钟师祖乃勉力而为，以增液承气汤化安宫牛黄丸频频灌服，患者次日即下干硬黑粪数枚，三日能识人，热稍减，五日神识清，能言语，又调理半月而愈。次年八月喜怀身妊，特来感谢救命之恩。

> 1961 年 8 月 27 日，年仅 4 岁的男孩龚珍喜因持续高烧，神志昏迷，手足抽搐等症转来人民医院，西医诊断为"急性脑膜炎"，看看生命垂危，

又转到了洪钟师祖面前。洪钟师祖按温病热入营分施诊，用清营汤加减，化紫雪丹一瓶徐徐冲服，次日神识清醒后再随证加减，共用中药12剂，孩子生命得救，于9月11日痊愈出院。

武穴街61岁的男性患者倪某某，1962年4月10日早上突然昏仆，语言不利，右半身瘫痪，口眼歪斜，由家人抬来住院。洪钟师祖按水不涵木、肝风内动之中风治疗，一月之后，患者逐步恢复正常，于5月10日自己步行出院。

湖北省原省长张体学于新中国成立前在广济山区从事革命活动，有病也找洪钟师祖治疗。他出任湖北省长后，拟调洪钟师祖前往武汉工作，洪钟师祖情系故乡，婉然谢绝了张省长的美意。张省长偶有疑难病症，仍请洪钟师祖往诊。1964年6月上旬，洪钟师祖应邀赴汉为张省长治病，和京城四大名医之一施今墨先生共议病情。张省长最后按洪钟师祖处方用药，三剂而缓解，六剂而痊愈。其间还为原省委书记王任重夫人肖慧钠及省直机关共36人诊病处方，武汉之行求诊者也是络绎不绝。

洪钟师祖一生救治病人数不胜数，他根据临床需要，病人有什么疾苦，他就钻研什么，内外妇儿各科均有造诣。时人认为他擅长妇科，我以为只窥其一斑。洪钟师祖在广济县医院工作之后，由于急性传染病等种种危急重症经常送到他面前，迫使他对温病学进行了深入研究，因此挽救了大量生命垂危的患者。为了启迪后学，他专门撰写了七千余言的

《我对温病学的一点体会》，并附录了相关临床医案。文章从温病学的概念、温病与伤寒的辨别、新感与伏气、温病的辨证论治纲要以及他对温病治疗方法的认识等方面进行了系统论述。拜读其文章，深感洪钟师祖医学理论之渊博和临床经验之丰富。他留下的治疗温病的验案，丰富了中医温病学的宝库。我有幸蒙章耀先生所赐，妥善保存了这一珍贵资料，每于诊余，常加研读，曾撰写了《干峙三温病验案四则》，在《湖北中医杂志》1990年第4期头条发表。

洪钟师祖勤于临证，笔录验案之外，还勤于著述，启迪后学。1935年到1939年间，他利用诊余时间研读了大量中医古籍，编著了48卷本《医学南针》。内容涉及四诊八纲，经络流注，脏腑学说，五运六气，名医通论，药物炮制，相反相畏，妊娠禁忌，药性歌括，汤头歌括，汤方释义，病名症状及治疗法则等，基本上包括了中医中药的所有方面，是对前代中医药理论的又一次总结。很多章节附有绘图，全文用毛笔楷书，是一部难得的珍贵文物。其弟秀山先生学医时，洪钟师祖慷慨相赠。及其子章耀先生习医，原稿已在秀山先生手中，章耀先生又从其二叔秀山先生处借了原稿重写了一套。《医学南针》存于世的应有一套原稿一套重写稿。新中国成立后洪钟师祖忙于诊务，加上各种政治运动干扰，自保犹恐不及，料无出书之念。而今国泰民安，政治清明，百业兴旺，有关部门和有识之士如能将洪钟师祖原稿出版成书，将是对本地文献史料的一大贡献，也是对本地人文历史的一大贡献，同时也是对中医学的一大贡献。

20世纪五六十年代，国家鼓励中医带徒。洪钟师祖积极响应国家号召，先后带徒二十多人，言传身教，为广济县的中医事业做出了很大贡献。他对学徒一视同仁，包括其嫡子章耀先生，因材施教，有教无类。后辈名医如周容华、苏权等人，皆出其门下。洪钟师祖常以"学医求精，为医必仁"告诫后学，要求学徒把"病人至上"放在首位。既要学好医学技术，又要学会为人处世，医术和医德相得益彰，才算真正的好医生。

洪钟师祖治病救人五十余年，所治患者既有国民党要员，也有共产党要员，但绝大多数是普通百姓。他用毕生精力铸就了一代名医的人品学问，道德文章。现在发展旅游经济，建议政府将洪钟师祖这些本地现代和当代已故著名人物考虑进去，如整理遗物，保护故居，修葺墓园等，建成名副其实的人文景观。既可激励乡邑后人，又能光大前人勋业。一年一代地做下去，若干年代以后，我们的家乡也就会成为人文历史厚重的旅游胜地。

五十三、鄂东医药民俗二十问

1."衬耳风"衬得好吗

在我们乡下，如果有孩子耳下肿痛，会有人拿扁担衬在墙角落，或拿着洗衣的棒槌衬在水缸边，边做边说："衬么事，衬耳风，衬得好吗？衬得好！"如此反复，念念有词。这是本地流传的一种治疗衬耳风的习俗，有人如此做几天，孩子的病也就逐步痊愈，但也有人的孩子却越发加重。为什么？衬耳风，中医也称"大头风瘟""疟腮"，属于瘟疫范畴。西医称流行性腮腺炎，属于传染病。此病好发于冬春季节，易在少年儿童中流行，以一侧或两侧耳垂下腮腺突发肿胀疼痛为特征，肤色不变，不化脓，可伴头痛，发热，呕吐，纳呆，重者可并发病毒性脑炎、下颌腺炎、心肌炎、胰腺炎、卵巢炎、睾丸炎等症。其病有自限性，不经治疗，有人一两周可自愈，所以，有乡下人以为是棒槌衬好的，但症状较重的患者要及时治疗。中医以解毒消肿为原则，内服用普济消毒饮加减，可外敷太乙膏或如意金黄散。西医主要是对症处理，如有并发症应做相应治疗。

2. "龙缠腰"画得好吗

经常有人来诊治带状疱疹，掀开衣服一看，就见皮上画有红黄色龙形图画，问其用意，道是要阻止病情发展或治病。乡人认为腰体一侧疼痛，伴有白色水泡呈带状簇生是龙缠腰。有龙缠人了，不能见水，不能洗澡，意谓龙遇水即活，病会加剧，要用水银、雄黄画龙方可止住。此病中医又称蛇串疮、缠腰火丹。西医称"带状疱疹"，由水痘-带状疱疹病毒引起，损伤神经和皮肤，主要表现是疼痛和皮肤白色簇生疱疹并呈带状分布，皮肤疱疹一般1~2周即可消退，疼痛则根据年龄、体质和治疗情况而不同。年龄越大，体质越差，治疗越晚则疼痛愈剧愈久，反之则愈轻愈短。有人认为，此病是画龙画好的，那是碰到了年轻体壮患者，不治几天能自愈。病重体弱者，则当接受治疗，早期以抗病毒为主，后期以促进神经功能恢复为主，如有皮肤破损，宜防止细菌感染。中药、西药皆可用，内治外治都行。此类患者应避免受凉，避免饮酒，避免熬夜，避免疲劳。

3. "喉蛾"用鹅涎滴得好吗

有家长带小儿来诊，诉小儿哭闹拒食数日，张口检查，原是得了喉蛾，自用鹅涎滴了两天，病不见好，反增发热，故来求治。喉蛾是中医病名，又叫"乳蛾"，以腭扁桃体肿大疼痛，点状化脓，形如蚕蛾而名。西医属化脓性扁桃体炎，以一侧或两侧扁桃体肿大，伴剧烈咽痛为主症，吞咽时加剧，可伴发热、化脓和颈部淋巴结肿大。中医以清热解毒、消肿止痛为原则，可用黄连解毒汤加银花、连翘、山豆根、板蓝根、玄参等药。西医首选抗阳性菌的抗生素，伴发热者加退热剂，有其他症状可对症处理。患者应避免受凉，忌辛辣刺激冰冻等刺激性食物，多饮热水，注意口腔清洁卫生。本地民间有用鹅涎治疗喉蛾的习俗，用鹅毛或棉签蘸鹅涎涂患处，一日数次。鹅涎治病古已有之，《本草蒙荃》用治棘刺塞喉，《纲目拾遗》用治小儿鹅口疮，本地用于治疗小儿喉蛾。因其效果不肯定，又不卫生，现在使用者少。

4. "鹅口疮"用鹅屎洗得好吗

现代社会谁见过没精神病的人吃屎？谁见过长辈喂屎给婴儿吃？我见过。本地乡俗，婴儿患鹅口疮，常有人弄鹅屎回家给婴儿洗嘴，有偶尔洗好的，也有越洗越坏的。用鹅屎治鹅口疮，查找资料还真有出处，《本草纲目》中就有记载，如《秘录》云："绞汁服，治小儿鹅口疮。"《永类钤方》云："鹅口疮用食草白鹅下清粪滤汁，入沙糖少许搽之。"我敬佩古人敢想敢干的创新精神，但作为现代医生，叫我开处方让病家找鹅屎治鹅口疮，则不敢从命。鹅屎毕竟是禽类排泄物，即使疗效再好，还是带有细菌、病毒或其他微生物，难保不引起其他疾病。何况治疗鹅口疮的中西医药物很多，而且切实有效。我在《小儿口病三不同》中已说过鹅口疮的中药方。这里再说两个简便易行的西药方：一是用2%的碳酸氢钠溶液漱口，日3~4次。二是用制菌霉素研粉调鱼肝油涂患处，日3~4次。小儿感染鹅口疮，一是出生时接触母体带有病菌的分泌物；二是哺乳的奶瓶、奶嘴和母亲的乳头不卫生；三是接触污染的食物、衣物和玩具；四是幼儿园的集体活动有时交叉感染；五是滥用抗生素、激素。因此，小儿鹅口疮除了治疗用药外，还要注意哺乳卫生，衣物玩具消毒，不乱用抗生素和激素。

5. "过娘娘"分粑有用吗

记得小时候，村里谁家小孩"过娘娘"了，大人便挨家要点米，然后做成黏米粑，每家每户送粑吃。我小时候缺吃少穿，见了米粑自然高兴，可是母亲要我们孩子暂时不去送粑人家玩。我问那为什么要送粑给我们吃。母亲说，分了粑大家吃，那家孩子的病就好了。想不到分吃米粑，还有治病的作用。现在分粑治病的人越来越少，只在偏僻的乡村还偶尔碰到。"过娘娘"的说法与中国文化有关。记得《封神演义》里，姜子牙把余化龙夫人封了"痘疹娘娘"，《红楼梦》里也有凤姐为孩子"过娘娘"而忙乎的记载。有的地方还建起了娘娘庙，孩子有个三病两痛的，有人便到庙里烧香磕头。我们这里所说的"过娘娘"，属于医学上的水痘，是由水痘-带状疱疹病毒初次感染引起的急性传染病，主要在婴幼儿和学龄前儿童中流行。以发热和皮肤黏膜成批出现周身性红色斑丘疹、疱疹、痂疹为特征。一般病程一周左右，有自限性，不经治疗亦可自愈，但对于高热和有脑炎、肺炎等并发症的患儿，应及时就医，忌用皮质类固醇激素。回过头来再说我们这里分粑治水痘，这种行为本身不具治病作用，我认为一是通过这种行为等待水痘自愈，二是通过这种行为告知左邻右舍，避免儿童之间相互传染。

6. "风疤"都要禁风吗

有种病症来去如风，全身发疤，剧烈瘙痒，发病突然，消退后不留任何痕迹，本地人呼为"风疤"。说这种病怕风，不能出门吹风，万一出门要把头身包裹，否则会加剧病情。这种说法有一定道理。"风疤"，中医又称"风疹块""风团"，现代医学称为"荨麻疹"，是由于皮肤、黏膜小血管扩张及渗透性增加而出现的一种局限性水肿反应，属于过敏性皮肤病，病因非常复杂，约3/4的患者找不出病因，特别是慢性荨麻疹。常见的诱因有：食物及其添加剂，吸入物，感染，药物，物理因素如机械刺激、冷热、日光等，昆虫叮咬、精神因素和内分泌改变、遗传因素等。属于吸入物、冷热刺激、日光直射和昆虫叮咬引起，则应"禁风"，因为接受了这些刺激，就可能诱发或加重此病。非外界因素所致的荨麻疹，则不必"禁风"。因此出现荨麻疹，要尽快寻找病因，避免过敏原，消除诱发因素，对于瘙痒剧烈和症状较重的患者，要进行相关治疗。

7. "鱼口"用菜刀剐得好吗

看到有人脱了裤子，用菜刀背在大腿根部的皮肤上剐来剐去，你知道这是干什么吗？这是本地人治疗"鱼口"的一种方法。"鱼口"是本地的一种说法，在明代陈实功的《外科正宗》里有记载："生于两胯合缝之间结肿是也。"他把左边生的称为"鱼口"，右边生的称"便毒"。我们这里统称"鱼口"。《医宗金鉴·外科心法要诀》云："因生于折纹缝中，其疮口溃大，身屈则口必合，身立则口必张，形如鱼口开合之状，故有鱼口之名。"现代医学腹股沟部的脓肿，化脓性淋巴结炎，梅毒和肿瘤等病引起的溃疡多属此病。本地人所说的用菜刀背剐的"鱼口"，一般属于腹股沟脓肿或化脓性淋巴结炎的早期，有红肿热痛等症，用菜刀剐可能起到促进血液循环的作用，但靠其治病是毫无把握的，一旦发病应该请医生诊治，以免贻误病情。

8. "骑裆"吊得好吗

在农村的茅厕里方便时，看到墙缝上横插着一根枯枝，枝头系一根稻草，草下绑一块碎瓦片吊着。不知者可能认为是儿童的游戏，知者就明白这是乡间的一种治病方法。家里有人得了"骑裆"，便在茅厕吊一块瓦片，边做边说："吊么事？吊骑裆！吊得好吗？吊得好！"希望如此能治愈疾病。本地所谓"骑裆"，属于中医的"裆疽"或"悬痈"，《外科正宗》云："悬痈生阴囊之后谷道之前结肿是也。"包括了现代医学的会阴部化脓性感染，如肛周脓肿、会阴脓肿、男性生殖器根部脓肿等，一经发现，应及时使用药物治疗，中药清热解毒，消肿散结。西药选用合适的抗生素。早期及时有效治疗，肿消痛止，痊愈较快。一旦成脓，或溃或烂，或做手术，均易形成瘘道，迁延难愈。在茅厕吊瓦片，是愚昧落后的做法，切不可因此贻误病机。

9. 身体发痒就是有虫吗

记得儿时的夏日，村人身上瘙痒，常用一段麻线在皮肤上来回刮拉，然后放在嘴里咬，有时也听到嘣嘣地响。道是身上有虫，用麻线刮出来咬死它。而今在本地行医，经常有人来诊瘙痒病，也道身体有虫，要用杀虫药。瘙痒性疾病，有因虫而致者，如蚊虫叮咬，跳蚤、臭虫叮咬，都可引起瘙痒。临床有头痒、阴痒，可见头虱、阴虱；有肛门瘙痒者，可见蛲虫。还有肉眼看不见的虫，如滴虫病。中医认为手足癣、体癣，也属湿热生虫所致。西医叫"真菌感染"。以上这些生物致病者，均可用杀虫药。中医有很多这方面的药物，如百部煎洗灭虱，苦楝根皮煎洗灭滴虫，南瓜子、槟榔内服杀蛲虫，黄连、苦参、白鲜皮煎洗治癣疮，都有确切疗效。但是，并非所有瘙痒性疾病都是因虫而起，很多体质敏感者在内外因素作用下均可致皮肤瘙痒，临床常见的湿疹、皮炎、荨麻疹、银屑病、神经性皮炎等皮肤病，均不能按虫论治，常有医生用雄黄、硫黄、枯矾、石灰等外搽治疗这些疾病，真如雪上加霜。武穴二里半村曾有位老人因泛发性湿疹，瘙痒难耐，自认为身上有虫，用敌敌畏（一种杀虫农药）洗澡，结果不幸中毒身亡。因此，身体瘙痒不能轻易按虫用药，要找有经验的医生诊治。

10. 突然嘴歪是邪风吹了吗

有年轻人一向身强力壮，素无疾病，一早起来，突然发现面颊动作不灵，口唇歪了，眼不能合，眉不会皱，说话漏风。村里老人一见，便说是"邪风"吹了，有烧香贡祖宗的，有化纸驱邪魔的。但现在年轻人迷信的少了，大多知道找医生治疗。这种病症，中医称为"面瘫"。西医则称为面神经炎或面神经麻痹。属于中医"风寒暑湿燥火"六淫致病的"风寒"二气。所以，常因寒冷刺激而发病，老人说的"邪风"大致不错。虽然此病发病突然，但有部分患者在发病前数日，可有耳下或耳后乳突部疼痛，应当引起注意。大部分病人在发病后2~3周，即可逐步恢复。因此，不必过分焦急。因此病与寒冷刺激有关，患者一定要防寒保暖，早期可于患处局部热敷、按摩、理疗、针灸等，以促进早日康复。嘴歪除了"邪风"所致，还有其他疾病，如西医的脑血管意外或脑肿瘤也可致，但常伴有上、下肢瘫痪。感染性神经炎、中耳炎、腮腺炎和鼻咽癌等也可致，但一般都有原发病的症状和体征。因此，临床看到嘴歪病人还须分析病症。

11. 见热就退是高明医生吗

发热是很多疾病共有的一个症状，也是临床常见的症状，在儿科门诊中尤其常见。发热是家长最容易发现的一个症状，也是最担心的一个症状。有家长一见小儿发热，就风风火火抱来就诊，要打针，液体还没输完就希望退热，一天没退就着急，两天不退热就怪医生。因此，在病家中就流行一种观念，哪个医生退热快就是高明医生。有人夸某医生一天就把热退下来了，有人说某医生液体没输完就把热退了，真是高明。病家的观念正确吗？其实，见热就退并非明智之举。发热俗称发烧，一旦发热便提示人体有病。病而有热，中医认为人体正气尚存，能与邪争，正邪相争，故有发热。西医认为：发热是人体对疾病的一种防御反应，体温升高后，人体免疫系统功能加强，白细胞吞噬和杀菌作用增强，产生抗体增多，同时肝脏解毒能力加强，人体物质代谢能力增强，有利于消灭病原体，促进机能修复，加速炎症消退。所以说，发热是人体抵抗疾病的一个重要机制，不要一见发热就贸然用退热药，尤其是轻中度发热，在早期，无论对诊断疾病还是对抗病体损害都有好处。当然，发热过久、过高，都会对人体产生危害，尤其是小儿，因为神经系统发育尚不完善，持续高热会损害神经系统而致昏迷、惊厥等症，严重者可危及生命。因此，小儿发热必须严密观察，及早确定病因，对因用药。早期轻度发热，可不用退热药。中度发热，可适时使用退热药。高度发热，必须使用退热药，必要时要加镇静止惊药。现代医学将发热分为轻度发热

（37.3℃～38.0℃），中度发热（38.1℃～39.0℃），高度发热（39.1℃～41℃），超高度发热（41℃以上）。为医者，当根据病情，灵活把握。

12. 头晕都是虚证吗

头晕指头昏旋转不定，如伴目黑眼花，就称眩晕。头晕是临床常见病症之一。常有病人来诊，点名就要吃补药，或是要打氨基酸。这是普遍流行的一种观念。很多人认为，头晕就是虚证，就要用补药，这也是一种偏见。造成头晕的原因有很多，从中医角度讲，有肾精亏虚、气血不足、失血过多、阴虚阳亢、火热过盛、痰湿阻滞等因，所致头晕有虚证、有实证、有虚实夹杂证，一定要辨证施治，对症下药。从西医角度讲，引起头晕的疾病有耳源性眩晕、贫血、神经衰弱、高血压、低血压、高血糖、低血糖、高脂血症、动脉硬化、脑震荡、脑肿瘤等，更不能盲目用补药，必须确诊疾病，方可用药。本地民间有治头晕用鸽子蒸冰糖服的习俗，对头晕患者而言，没有确诊之前，不能盲目服用。

13. 阳痿都是肾虚吗

经常有病人悄悄和我说，下面的不行了，要吃补肾药。也有人告诉我，已经服了很长时间补肾药，下面还是不行。他们说的不行是指阳痿。阳痿是阴茎萎软不能勃起，或勃起而不坚挺，时间不长，无法进行正常性生活的一种病症。我们这里一般人都认为是肾虚所致，自购补药或请医生开补药，而商家和医生因利益所系，多乐于附和。实际上引起阳痿的原因很多，从中医角度讲，有肾阳虚衰、肾精亏损、阴虚火旺、心脾气虚、惊恐伤肾、肝气郁结、湿热下注、瘀血阻络等证。临床治疗必须辨证施治，对症下药。从西医角度讲，阳痿又称勃起功能障碍（国际上简称ED），分为先天性和病理性两种。先天性泌尿生殖器畸形如双阴茎、小阴茎、阴茎阴囊移位、先天性睾丸缺失或发育不良、精索静脉曲张等，难以治愈。病理性多见，且治愈率高。病理性阳痿有器质性疾病所致，有功能性疾病所致。器质性疾病包括血管源性如动脉粥样硬化，动脉损伤，动脉狭窄，阴部动脉分流及心功能异常等。神经源性如中枢、外周神经疾病或损伤等；手术与外伤如前列腺癌根治术，直肠癌根治术，骨盆、腰椎骨折或骑跨伤等；内分泌病如糖尿病、原发性性功能不全等；阴茎本身疾病如阴茎硬结症、阴茎弯曲，严重包茎、包皮、龟头炎等；泌尿生殖器病如睾丸炎、附睾炎、尿道炎、膀胱炎、前列腺炎等。其他因素如放射线照射、重金属中毒等。功能性因素包括紧张、压力、抑郁、焦虑和夫妻感情不和等精神心理因素，还有的属混合性因素，如器质性阳痿得不到及时治疗而致心理压力加重，害怕性交失败使阳痿更加难治。分析起来，导致阳痿的原因多种多样，病人不能盲目用药，必须找相关医生做必要的检查，然后进行专业治疗。

14．B超能检查所有疾病吗

B型超声波检查（俗称B超），以其经济方便、无痛苦、无伤害等特点，在临床上很受医生和病家的欢迎。本地自20

世纪 80 年代兴起以来，现在是家喻户晓，应用非常普遍，在乡人中几乎成了新的迷信。怀没怀孩子，做 B 超；肚子痛，做 B 超；胸痛，做 B 超；头痛，做 B 超。似乎所有疾病都能用 B 超检查出来。B 超是由英国的伊恩·唐纳德教授于 1950 年发明的，目前已成为现代临床医学中不可缺少的一种影像学诊断方法，在心内科、消化内科、泌尿科、妇产科等临床科室广泛应用。很多内脏器官疾病肉眼难以发现，通过 B 超就可以看出来，如先天性心脏病、风湿性心脏病、肝脾肿大、肝肿瘤、脂肪肝、胆结石、肾结石、卵巢囊肿、子宫肌瘤等等。但是，B 超检查的局限性是不可忽视的。一是缺乏特异性，对某些疾病的定性诊断有困难，比如对肝脏的检查发现肿瘤，但对肿瘤的性质是良性还是恶性，肝功能正常与否就不能确定，还须进行其他检查。二是难以看清病灶整体的空间位置和构型，过小的病变难以发现。三是检查结果的准确性与超声设备的性能及检查人员的技术和经验密切相关，也就是说，有了检查结果，但其准确性还不好说。四是骨骼和气体覆盖下的病变不能发现，如颅内疾患和肺部病变，便不宜做 B 超检查。临床上，有人头痛要我开 B 超检查单，我只能拒绝。有人颈部淋巴结肿大，拿着 B 超检查报告单要我看结果，我只能叫他重新做穿刺检查。因为，B 超结果与我用手触摸检查结果基本相同，只能确定其淋巴结肿大了，到底是淋巴结炎、淋巴结核，还是淋巴肿瘤，还得进行其他检查。总之，B 超检查是一种现代科技，我们中西医生都可以应用，但是，B 超不能检查所有疾病，医生和病家都应有清楚地认识。

15. 切脉能诊出所有病症吗

我们这里还有这样的患者，往诊断桌前一坐，手一伸，要医生切脉。如若问其所苦，便说医生不行，道是高明的医生通过切脉便知所有病患。这是本地流俗。切脉又称号脉、诊脉、看脉、把脉，是中医四诊之一，是中医搜集病情资料，获取病者生理、病理信息的一个重要手段，也是一种直接接触病人身体的诊法。前贤在近两千年的临床医疗实践中，积累了大量的脉诊经验，并形成了较为系统而专业的脉学理论。古人在没有仪器设备的情况下，运用脉诊来了解病人体内的生理、病理变化，不失为一种有效方法。但是切诊只是中医四诊之一，单凭切脉诊病是不全面的。古人说，望而知之谓之神，闻而知之谓之圣，问而知之谓之工，切而知之谓之巧。古人也只把切脉作为一种诊病技巧。我们的乡贤李时珍前辈，对脉学非常有研究。其所著《濒湖脉学》，在脉学史上享有很高地位，既易记便学，又有很强的可读性。但是他说："世之医病两家，咸以脉为首务，不知脉乃四诊之末，谓之巧者尔，上士欲会其全，非备四诊不可！"他虽精于脉学，亦强调四诊合参。晋代《脉经》的编著者王叔和说："脉理精微，其体难辨。""在心易了，指下难明。""和鹊至妙，犹或加思，仲景明审，亦候形证。"也就是说，同样的病人，同样的切脉，因为医生的经验和感受的不同，所得的结果会有很大差别。就像我们现在使用 B 超检查一样，因为设备和医生的经验不同，结果也会有很大误差。所以，我们诊病一定要结合望、闻、问诊，综合判断，现在有了仪器设备，我们中医还可以利用现代科技搜集病情资料，根据中医理论辨证施治。总之，切脉不能包诊百病，病家要有正确认识，医者不能故弄玄虚。但是，又要防止另一个极端。而今，诊脉的医生越来越少了。一是由于西医的普及和检查仪器设备的使用，一般西医师不切脉了，后来的大量中医师也放弃了切脉，放弃的理由：一是脉象难以把握而不肯下功夫，二是经济效益远不如开检查单划算，在利益的驱使下，许多中医师正在逐步西化。因此，必须强调，切脉虽不能代替四诊，但也必不可少。对于初学者来说，起码有以下作用：一是可以了解患者的心血管功能状态，二是在诊脉的过程中，将收集到的病情资料归纳整理，并作出诊断，确定治法。不管是中医还是西医，必要时均应切脉诊病。

16. 服中药都要忌萝卜吗

民间服中药都自觉地忌食萝卜及其加工品。也不论什么病，服什么中药，只要喝中药都要忌萝卜。最近翻看网页，诸多网站的所谓保健专家，也都持这一观点，好像萝卜是中药的天敌，不论服什么中药，只要吃了萝卜就没效了。这其实是一种错误的观点，犯了以偏概全的错误。萝卜是常见蔬菜，同时也是一味中药。这里说的萝卜是指白萝卜，也称莱菔。中医认为，其有消积化滞、下气宽中之功效，适用于痰气交阻、胸腹痞满等症，因其有消气之功，故不宜与人参、党参等补气药同服，欲补而消，则补益无功。因此，脾虚气弱之人，服用参类补气中药则须忌吃萝卜及其制品。相反，对于气滞胃脘、胸腹胀满等病，服用行气化滞、理气宽中

药如木香、陈皮、枳壳、大腹皮等，服用萝卜还可以加强中
药行气之功，而利于气滞病症。除气虚体弱之人和服用参类
补药之外，其他中药不必忌食萝卜。中药的忌口有三种：一
是病证禁忌，某些病证须忌相关食物，如疔疮痈疽，忌鱼肉
腥荤食物。二是药物禁忌，服用此药须忌彼药，如《十八反
歌》："本草明言十八反，半蒌贝敛芨攻乌，藻戟遂芫俱战
草，诸参辛芍反藜芦。"第三句中的海藻、大戟、甘遂、芫
花等药不能和甘草同服，甘草是中药里的和事佬，很多方中
都可加甘草，但以上几种药里却不能加。三是饮食禁忌，某
些药物对相关饮品和食物是有禁忌的，如服人参须忌萝卜。
萝卜作为药物不能与人参同用，作为食物也不能与人参
同用。

17．抽签服中药可行吗

本地有座药王庙，不少善男信女前往烧香，祈求祛病消
灾。庙里有个木架，架上挂了很多小纸条，条上写着中药方
子，那便是药签。求签的人，烧香磕头之后便抽了签，然
后，按签上的编号在那木架上找相应的纸条。按纸条上的药
方取药服。经常有病人拿着药方来我处配药。我看那些药
方，有的是病人勉强可用的，有的是与病症风马牛不相及
的，但也对人无害的，有的却是与病症相反的。比如有个久
泻不止的病人，抽到的药签，却是大承气汤之类。我记了两
份资料：一个是头晕失眠的病人，拿着药签叫我看，上面写
着："麻黄同甘草，杏仁加姜枣，若遇伤风咳，此方服便
好。"还有个是月经不调的妇女，给我看的药签写着："荆芥

防风青木香，细辛白术老葱姜。家有病人时时服，胜过天上神仙汤。"我看都是药不对症的。抽签的大多是没什么文化的中老年妇女，如果配药的药店和医生不负责任，那凭药签的方子取药服用是不行的。一是抽签本是随机的，不对病症具有针对性。二是药签上的方子，本身就不严谨。既没有用量用法，大多数方子所治何症也不明确。三是容易耽误病情，按药签用药，轻则因药不对症而耽误治疗，重则因药病相反而加重病情。除非有正规医生现场指导，辨证用药，单凭药签买药服是不安全的。

18. 月亮能割耳朵吗

弯弯的月亮像镰刀，镰刀可以割耳朵。如果用手指了月亮，或者对着月亮撒了尿，晚上睡着的时候，月亮便悄悄把耳朵割了。这应该是讲给孩子听的童话，但在我们乡下却有人当真了。你不相信吗？有人会抱着孩子给你看，有的孩子耳廓上缘裂了一道口子，有的耳后裂开了一条缝，有的耳廓下缘裂开了。孩子又没出门又没受伤，好好的就突然裂口了，不是月亮割了是什么？从科学的角度讲，月亮是不会割耳朵的。耳朵裂缝是一种皮肤病，医学上称"耳廓湿疹"，常见于婴幼儿。主要表现是耳廓上、下缘或耳后折缝处裂开如刀割之状，痒而不痛，可伴潮红糜烂，或流滋结痂。因为瘙痒而不自主地搔抓。患病幼儿多属先天性敏感体质，遇到内外不良刺激均可诱发。此类患儿一要注意清淡饮食，避免辛辣刺激、油腻烧烤食品。二要注意衣着纯棉织品，避免化纤、毛皮、丝类衣物。三是避免外界不良刺激，如避免过热水洗澡，避免搔抓，避免粉尘，避免触摸动植物等。耳廓湿疹皮损干燥者，可用青黛散调麻油外搽，糜烂滋水者，可用青黛散直接外搽，日 2 ~ 3 次。严重者可用龙胆泻肝汤加减煎水洗患处，日 2 次。

19. 午时一定不能服中药吗

我们这里病家，一般中午不煎服中药。很多人认为，午时不能服用中药，问其理由，又道不出所以然，有云午时阳气过盛，服用中药容易伤阴，有云午时阴阳之气交接，服用中药于病情不利，有云暑天午时炎热，谁肯烧火熬药？大家所说的午时，相当于现在上午 11 时至下午 1 时之间。有些病人因病情较急，要抓紧时间，我就嘱其拿药回家午饭前就煎服，往往会听到非常惊愕地回答："你们中医不是说午时不能喝药吗？"这话问得我也很惊愕，我还真没在中医书上看到哪位医家说过午时不能服用中药。就我所知，服用中药是有很多讲究的，单就服药时间来说，一般中药是早晚饭前空腹服用，但不同的病证、不同的药物，又有不同的要求，如对胃肠有刺激的药物，宜在饭后服。滋补类药物，宜在饭前服用。为避免浪费，可改每剂药一日二服为一日三服，安神类药宜在睡前服，急病用药可不拘时间，时时服用。慢性病用药，宜每日按时服用。有的药可煎汤代茶饮用，有的药物宜在特殊时间服用，如鸡鸣散，须在天明前空腹冷服。总之，中医认为，午时是可以服药的（不拘时服）。午时不能服用中药，既没有科学根据，也没有科学道理。

20. 中药渣为何倒在路上

本地乡下有种习俗，中药煎服完毕，很多人会将药渣倒在大路上。其用意，有人说是让病魔随行人走远；有人说是让病魔使千人踩、万人踏，从此脱身；也有人说是让明眼医生看看，是否开错了药。总之，是为了病家好。用药想治好病是每位病家的愿望，中药渣倒在路上，也是一种愿望表达。在不发达的农业社会，这种习俗也许司空见惯，习以为常，无伤大雅。但到了现代文明的城乡，这种习俗就没有保持的必要。因为，中药渣毕竟是生活垃圾，随地抛洒在路上，既不卫生，也破坏了环境。科学文明的做法，应该是将中药渣倒进垃圾箱里。

医　案

一、内　科

1. 身痛如蚂蚁咬

郭某某，女，73 岁，武穴市龙坪镇人。2014 年 4 月 22 日初诊。

自诉身痛如蚂蚁咬四月余，全身皮肤此处痛一下、彼处痛一下，部位不固定，轻则如蚂蚁咬，重则如人掐，昼夜不停，熟睡除外，尚伴头身困重、倦怠乏力。在当地打针服药，治疗月余无效。

诊见面色萎黄，舌淡，苔白腻，脉弱。西医考虑"末梢神经炎"，中医按脾虚不运、湿泛肌表论治，治以芳香健脾、解肌化湿法。茯苓 15 克、葛根 10 克、藿香 10 克、佩兰 10 克、车前草 10 克、虎杖 10 克、黄柏 10 克、甘草 10 克。日一剂，水煎温服三次。另加维生素 B_1 10 毫克、谷维素 10 毫克，日三次，口服。忌生冷冰冻油腻食物。

4 月 27 日复诊，诉服用上方三天，自觉身体轻松，皮肤疼痛和头身困重明显减轻，要求再用上药三天。

2. 气虚鼻塞

桂某某，女，23 岁，武穴市大法寺镇人，2013 年 11 月 28 日初诊。

自诉鼻塞不通 2 年余，夜卧加剧，有时流清涕。在某医院诊为鼻炎，断续服用中西药物一年多，未能见效。

诊见面色苍白，双侧鼻黏膜肿胀，鼻甲肥大，舌淡苔白，脉弱。按肺气不足、鼻窍不通论治，用补肺益气、固表通窍法为主：黄芪 15 克、白术 10 克、荆芥 10 克、薄荷 10 克、贯众 10 克、泽兰 10 克、虎杖 10 克、白芷 10 克、黄连 5 克。日一剂，水煎温服三次，每次留半碗药汁吸鼻屏气。另加维生素 C 0.1 克、AD 丸 1 粒、西替利嗪片 5 毫克，日二次，口服。外用呋嘛滴鼻液，日二次，鼻通则停。忌生冷冰冻食物及烟酒，防寒保暖。上方服用 6 天，鼻塞基本缓解，能够正常通气。嘱停外用药，再服一周而愈。

2014 年 1 月 9 日，因天凉感冒，有些鼻塞，又来求药以防复发。

东求语：此案国星学兄诊为"肺气不足"而致鼻窍不通，遂以补肺益气、固表通窍之法治之，甚妙。案中载有"脉弱"二字，至为重要。右手脉弱，尤以寸脉之弱为重。其脉弱，则知其阳虚。阳虚者，肺气虚也。肺气虚者，当补益肺气。用药当以补益肺气为主，是以重用黄芪为君至 15 克，诸药为辅，助通肺气，患者服后，肺气得以补益，自然药到病除。国星用药精妙，由此可知矣。

3. 解表清热治鼻炎

汤某某，男，7岁，武穴市四望镇人。2014年10月30日初诊。

其母诉患儿鼻塞流浊涕三年有余，曾在温州、武穴等大医院按鼻炎治疗，效果不佳。有时张口呼吸，受凉加重。

诊见双鼻黏膜肿胀，覆有黄色分泌物，舌红，苔薄黄，脉数。按风寒束表、肺卫不宣、郁久化热论治，以祛风解表、宣肺清热为法：虎杖8克、薄荷8克、荆芥10克、白芷6克、甘草6克、细辛3克、黄连5克、黄芩8克、贯众8克、生姜2片、葱2株。日一剂，水煎温服三次，每次留药汁吸鼻屏气5次。另加罗红霉素50毫克，日两次，口服；扑尔敏4毫克，睡前口服一次；呋嘛滴鼻液稀释1/2外用（鼻通则停）。嘱防寒保温，避免灰尘，忌生冷冰冻食物。

11月2日复诊，诉鼻塞流涕明显缓解。再用上方服用3天（停外用药）。

11月5日三诊，诉临床症状基本消失，欲求药以防复发。用益气固表法，以补中益气汤化裁服用一周。

4. 面神经炎

喻某，女，39岁，武穴市江家林村人。2013年6月16日初诊。

主诉口唇歪斜6天。6天前晨起感觉面部活动不灵，说话不利索，对镜自照，见下巴明显歪向右侧，张口更甚。当即到某医院检查，脑 CT 未见异常，诊为左侧面神经炎，服用维生素类药物 5 天不效。现感说话、吃饭均不利索，左眼闭目失灵。

诊见其面部明显歪向右侧，口唇尤甚；左眼上睑下垂，不能完全闭合，张口见舌头亦歪向右侧。舌质紫暗，苔薄白，脉弦。中医按血脉瘀滞、经络不通论治，用养血活血、祛瘀通络法：虎杖 10 克、当归 10 克、白芍 10 克、桂枝 10 克、鸡血藤 10 克、泽兰 10 克、丹参 10 克、赤芍 10 克、甘草 10 克。日一剂，水煎温服三次，药渣热敷患处。另加维生素 B_1 10 毫克、B_{12} 10 毫克，日三次口服。嘱防寒保暖，忌冰冻生冷食物，早晚按摩左侧面部各 15 分钟。

上方服用 9 天后复诊，诉面部左侧功能明显增强，左侧面颊活动有所恢复，左眼已可闭合，说话已变清晰，但口唇歪斜还未完全恢复。再用上方 9 天。

5. 巅顶痛

杨某，女，44 岁，住武穴市丁家巷。2016 年 10 月 13 日初诊。

自诉头痛畏风三年余，时轻时重，巅顶尤甚，遇寒加剧，伴手足不温，畏冷。

诊见形体偏瘦，舌淡，苔薄白，脉细。证属阳气不足，卫表不固，风伤经络，治以温阳益气、祛风通络为法，方以当归补血汤合桂枝汤化裁：当归 10 克、白芍 10 克、桂枝 6 克、甘草 10 克、葛根 10 克、黄芪 10 克、锁阳 10 克、白芷 10 克、荆芥 10 克、生姜 3 片，红枣 3 枚，日一剂。水煎温服三次，嘱防寒保暖，忌生冷冰冻食物。上方服 6 剂。

10 月 20 日复诊，诉头痛缓解，不恶风，手足温。继续用温阳益气固表法调理一周。

6. 祛风活血止头痛

何某某，男，45 岁，居武穴市丁家巷。2010 年 3 月 6 日初诊。

自诉头痛三年余。三年来，时常发作左侧头痛，突然发生，疼痛剧烈，数日不止。在市一医院 CT 检查，未见异常。按神经性头痛用药，开始有效，近年来效果越来越差，欲寻求中药治疗。

诊见形体壮实，面色红润，头部外观无异常，舌质淡红，苔薄白，脉弦。按风伤经络、瘀血阻滞论治。用活血通络、祛风止痛法：丹参 10 克、活血藤 10 克、当归 10 克、赤芍 10 克、川芎 6 克、白芷 6 克、薄荷 6 克、豨莶草 10 克、夜交藤 10 克。日一剂，水煎温服三次。忌辛辣刺激、生冷冰冻食物及烟酒，防寒保暖。

三日后复诊，诉头痛缓解，欲求药以固。

7. 左半身发凉

郭某某，男，54 岁，武穴市龙坪镇人。2013 年 2 月 16 日初诊。

自诉左半身发凉四月余。自去年入冬以来，即感左侧手足、腰背发凉怕冷，天寒尤甚，有时伴有关节酸痛。曾在多家医院诊治，服用中西医药物不效。

诊见形体偏瘦，身体四肢左右两侧外观无异常，活动自如，触之右手足温暖而左手足冰凉，舌质淡红，苔薄白，脉紧。西医无合适病名，中医按气血不调、营卫不和、脉络不畅论治。用益气养血，调和营卫，活血通络法，以当归补血汤和桂枝汤加味：黄芪 10 克、当归 10 克、虎杖 10 克、鸡血藤 10 克、丹参 10 克、甘草 10 克、桂枝 10 克、白芍 10 克、枳壳 10 克、生姜 5 克、大枣 5 克。日一剂，水煎温服三次。另加维生素 B₁ 10 毫克、谷维素 10 毫克。日三次口服。双氯灭痛 25 毫克，日两次口服。

上方服用 6 天，左侧手足转温暖。上方去西药，再服6 天。

8. 右下肢痛如外伤

刘某某，男，80 岁，居瑞昌码头。2016 年 6 月 5 日初诊。

一周前，突发右下肢肿胀疼痛，不能着地，动则痛剧，大便时不敢下蹲，疼痛以腓肠肌为甚，抬高患肢疼痛有所减轻，子女要就近治疗，本人执意要来我处。

诊见右下肢自膝盖以下小腿，踝关节和足背皆明显肿胀，按之痛甚，不凹陷，不发热，右下肢外侧、右踝关节外侧和右侧足背皮下青紫，以右侧足背为甚，有如外伤皮下瘀血，其余部位肤色正常，体温 36.9℃，舌色暗紫，脉涩。西医考虑静脉炎，中医属瘀毒阻滞经脉，血溢脉外而至肌衄。治用解毒消肿、化瘀止血法：虎杖、忍冬、豨莶草、鸡血藤、仙鹤草、旱莲草、泽兰、甘草、黄芩各 10 克，日一剂，水煎温服二次，药渣洗一次。另加四环素 0.5 克，日 4 次，维生素 C 0.1 克，芦丁 20 毫克，日 3 次，烟酸片 50 毫克，日 2 次，口服。用药 3 天。

6 月 9 日复诊，诉疼痛大减，已能下地走路，诊见右下肢明显消肿，皮肤皱缩，惟外侧瘀斑尚未完全消退，仍用上方，去忍冬，加白芍三剂。

9. 输液缓解神经痛

苏某某，女，75 岁，武穴江家林村人。2016 年 5 月 6 日初诊。

自诉左侧胸背阵发性刺痛近 10 天，怀疑心绞痛，到医院检查，发现有冠心病，用药治疗一周，疼痛不能缓解。近两天又发现左侧乳房下出现成簇红色疱疹，遂来我处就诊。按带状疱疹治疗两周，疱疹完全消退，疼痛逐渐缓解而停止治疗。

5 月 27 日来诊，诉近几天因未用药，左侧胸背部疼痛加重，白天疼得不想吃饭，晚上疼得睡不着觉，本人不想服药，要求输液。诊见面色萎黄，精神疲乏，左侧乳房下皮肤可见疱疹斑痕，舌淡红，苔薄白，脉弱。西医属带状疱疹后遗神经痛，按营养神经、补充能量用药：1 组 0.9%氯化钠注射液 250 毫升 + 维生素 C 0.5 克 × 2 支 + 维生素 B_6 0.1 克 × 1 支 + 肌酐 0.1 克 × 3 支，静滴；2 组 5%葡萄糖注射液 250 毫升 + 西咪替丁 0.2 克 × 2 支，静滴。

次日来诉，输液当晚疼痛大减，能安眠。要求再输液两天。

10. 虚热夹表邪

陈某，男，16 岁，武穴高湖村人。2016 年 8 月 22 日初诊。

发热半月余，午后加重，时有头痛，口干纳呆，肢倦乏力。曾服感冒药、打消炎针 10 余天，症状不能缓解，请求服用中药。

诊见精神疲倦，面色微黄，舌边尖红，苔薄白，脉细数，体温 37.4℃。证属阴虚内热，外挟风邪。阴虚内热则午后潮热，外挟风邪则时有头痛。治宜清热养阴，疏风解表，方用青蒿鳖甲汤化裁：青蒿 15 克、知母 10 克、生地 15 克、丹皮 10 克、薄荷 10 克、黄柏 10 克、荆芥 10 克、甘草 10 克、夏枯草 6 克。日一剂，水煎温服三次，忌生冷冰冻饮食，防寒保暖，不吹空调，充足睡眠。

8 月 25 日复诊，诉服药 3 天后，头痛消失，午后发热缓解，诊见精神转佳，体温 36.7℃，服用养阴退热之剂调理3 天。

11. 活血通经治耳鸣

朱某某，男，40 岁，武穴市朱奇五村人。2014 年 3 月15 日初诊。

自诉耳鸣近两年，时作时止，重则头不能动，动则吐。伴头昏脑涨，精神不爽。在某医院检查为脑供血不足，打针服药效果不佳。

诊见舌质红，边尖紫暗，脉弦。按血瘀湿阻、窍络不通论治，用活血通络、利湿通窍法：虎杖 10 克、丹参 10 克、桂枝 10 克、鸡血藤 10 克、泽兰 10 克、车前草 10 克、益母草 10 克、夜交藤 10 克、甘草 10 克。日一剂，水煎温服三次，另加维生素 B_1 10 毫克、山莨菪碱 5 毫克，日二次口服。嘱保持充足睡眠，避免过度疲劳，忌烟酒。

3 月 19 日复诊，患者诉，头昏已止，耳鸣大减，自觉神气清爽。复用上药三天。

12. 血瘀阳亢眩晕症

陈某某，男，62 岁，武穴花桥镇人。2016 年 4 月 11 日初诊。

自诉患高血压病十余年，近年又诊出高脂血症、糖尿病，一直药不离身。近四个月又发头晕，伴右侧手脚麻木，一个月前曾在武穴市人民医院住院半月，每日打针服药，头晕缓解出院。近半月来头晕，肢麻又作，曾滴注血栓通，口服硝苯地平、复方丹参片等药，症状不能缓解，因此要求服用中药。

诊见其形体肥胖，面色红润，步履沉重，舌红紫暗，苔白腻，脉弦，血压 150/110mmHg，证属血瘀阳亢眩晕症。治用柔肝潜阳、活血化瘀法，处方：虎杖 10 克、当归 10 克、白芍 15 克、鸡血藤 10 克、丹参 15 克、泽兰 10 克、山楂 10 克、桃仁 10 克、红花 6 克。日一剂，水煎温服三次，忌荤腥油腻肥甘食物，嘱清淡饮食，规律生活，适度运动。

上方服用 6 剂后复诊，诉头晕明显减轻，肢体麻木缓解，再服上方 6 剂。

13. 痰瘀眩晕

宋某某，男，37 岁，武穴市大金镇人。2016 年 12 月 5 日初诊。

自诉头晕两年余，近来加剧，每日数次，发时头晕目眩，站立不稳，走路欲倒，穿软底鞋有轻飘飘之感。曾在多家医院检查，除血压偏高外，未见其他异常，但服西药降压症状不能缓解。自觉头身困重，肢倦懒动。

诊见形体微胖，舌色紫暗，苔白腻，脉滑。按痰瘀交阻、蒙蔽清窍论治，用活血通窍、化痰祛瘀法：当归 10 克、鸡血藤 10 克、丹参 10 克、红花 6 克、泽兰 10 克、益母草 10 克、山楂 10 克、白芍 10 克、茯苓 15 克、陈皮 10 克、桂枝 6 克。日一剂，水煎温服三次。忌油腻荤腥，加强运动。上方服 6 剂。

12 月 12 日复诊，诉自觉头晕大减，身轻神爽，复用上法调理一周，三诊病去停药。

14. 痰瘀头晕

杨某某，男，32 岁，武汉市洪山区人。2017 年 8 月 29 日初诊。

自诉头晕头痛两年余，伴全身困重，失眠神疲，严重影响了心情和工作。曾在武汉协和医院检查，没有发现实质性疾病，用过扩管药和安眠药，效果不理想，经友人介绍，特来求诊。

诊见形体壮实，舌质红暗，苔白腻，脉弦。按痰湿夹瘀论治，拟用祛湿化痰、活血通窍法：陈皮 15 克、茯苓 15 克、白术 10 克、枳壳 6 克、丹参 10 克、桂枝 10 克、甘草 10 克、藿香 6 克、生山楂 10 克、夜交藤 10 克、木香 6 克、生姜 3 片。日一剂，水煎温服三次，忌荤腥油腻食物，嘱加强体育锻炼。另加维生素 B_1 片 10 毫克、谷维素片 10 毫克，日三次口服。上方服用 6 天。

9 月 6 日复诊，诉服药后渐觉周身松爽，头晕头痛缓解，自以为其病已愈大半，唯有失眠未瘥。再用上法加茯神 10 克、酸枣仁 10 克、五味子 10 克。

用药一周，9 月 12 日来电诉，已能入睡。

15. 血虚夹瘀头晕症

吕某某，男，86 岁，武穴市朱木桥村人。2013 年 6 月 30 日初诊。

主诉头晕失眠三年余。三年来白日头晕，不能久坐，夜不能寐，心烦意乱。曾服用西药，因副作用大而未坚持。

诊见神疲语钝，气短乏力，舌质紫暗，苔薄黄，脉弦。血压 150/100mmhg。西医考虑高血压引起头晕，中医按气血亏虚、瘀阻清窍论治，用益气养血、活血通窍法：虎杖 10 克、黄芩 10 克、生地 15 克、茯苓 15 克、鸡血藤 10 克、当归 10 克、何首乌 10 克、甘草 10 克。日一剂，水煎温服三次。另加脑心舒口服液 10 毫升口服，日二次（主含蜜环菌、蜂王浆。取其滋养气血、养心安神之功）。

上方服用 6 天后来诉，自觉头晕减轻，神气清爽，已能入睡，但遇惊易醒。要求再服上方。

16. 寒湿肩凝

陈某某，女，65 岁，武穴胡罗玉村人。2015 年 11 月 9 日初诊。

自诉左肩疼痛三月余。近三个多月来，左肩部疼痛日剧，得热稍减，左上肢活动受限，不能抬举。曾做过针灸治疗，当时有所缓解，停止治疗又复如故。

诊见左上肢及肩部肤色如常，不红不肿，左肩关节有压痛，活动受限，左上肢前后活动及抬举动作，均致左肩关节疼痛。舌质红，苔白润，脉缓，证属寒凝湿滞，经络不通，治以散寒祛湿、通经止痛为法：黄芪 10 克、忍冬藤 10 克、豨莶草 10 克、鸡血藤 10 克、络石藤 10 克、桂枝 10 克、甘草 10 克、炙附片 10 克、狗脊 10 克、淫羊藿 10 克。日一剂，水煎温服三次，另加维生素 B_1 10 毫克，双氯灭痛 25 毫克，口服，日 3 次，西咪替丁 0.2 克，口服，日 2 次。忌生冷饮食，防寒保暖。

11 月 13 日复诊，诉疼痛大减，服药前左手不敢活动，现在能举手摘橘子。再用上方去西药服 3 剂。

17. 血热鼻衄

孙某某，女，57 岁，武穴市宋巷村人。2017 年 4 月 27 日初诊。

自诉近一个月鼻子经常出血，有时一侧，有时两侧，有时自止，有时需堵塞渐停。在医院按鼻炎打针滴药，用药缓解，停药复发。伴牙龈肿痛，不时出血。

诊见舌红，苔黄腻，脉弦。拟用清热泻火、凉血止血法：虎杖10克、薄荷10克、鱼腥草10克、车前草10克、蒲公英10克、地丁10克、黄芩10克、黄连6克、淡竹叶6克。日一剂，水煎温服三次。另加甲硝唑片0.2克，维生素C片0.1克，芦丁片20毫克，日三次口服。忌烟酒和辛辣刺激、油炸火烤食物，多食蔬菜水果。

上法使用3天，5月1日复诊，诉服药后鼻衄止，牙龈肿痛出血缓解。

再用上方3天，三诊无不适，遂停药。

18. 鼻咽癌致口不能张

熊某某，男，50岁，武穴市石佛寺镇人。2016年11月10日初诊。

自诉两年前查出鼻咽癌，在武汉市某医院做了手术并放疗。近半年出现左颊肿胀，溃烂不愈，不能张口吃饭，只能喝流质饮食，西药片也只能研粉化水冲服。

诊见精神状态还好，形体消瘦，左颊肿胀，中有1厘米见方溃疡，滋水流脓；口不能张，齿缝仅开一线，舌头不能伸出，口唇能动，说话依稀可辨，脉弱。考虑癌毒瘀滞，脉络不畅，正气耗损，牙关不利。拟用解毒散瘀、通经益气法：黄芪15克、虎杖15克、忍冬藤10克、豨莶草10克、半枝莲10克、白花蛇舌草10克、黄柏10克、甘草10克、夏枯球 6 克。日一剂，水煎温服三次，药渣煎洗溃疡面一次。上方服 9 剂。

11 月 18 日复诊，诉左颊肿胀略消，口稍张大，齿缝开约 1 厘米，舌尖能伸出，西药片不研粉可吞服。其人甚悦，请求继续服药。

19. 鼻咽癌淋巴结转移

凡某某，女，61 岁，武穴市大金镇人。2014 年 9 月 14 日初诊。

主诉左侧颈部淋巴结肿大疼痛两年余。三年前诊出鼻咽癌，已作放疗、化疗。去年发现耳前、耳后淋巴结肿大，阵发性疼痛，在多处求诊于中西医，效果不佳，现已溃烂化脓。

诊见面部变形，左侧颈部淋巴结肿大如丘，凹凸不平，大小不一，大者如鹅卵，小者如鸽蛋。其质坚硬，部分已溃烂化脓。舌质紫暗，苔黄薄，脉涩。西医属"鼻咽癌颈部淋巴结转移"。中医按瘀血阻滞、郁久化热成毒，以清热解毒、活血消肿为法：虎杖 10 克、当归 10 克、蒲公英 10 克、鸡血藤 10 克、泽兰 10 克、车前草 10 克、半枝莲 10 克、白花蛇舌草 10 克、益母草 10 克。日一剂，水煎温服三次，洗患处一次。溃疡面流脓水，用如意金黄散外掺，干燥则用金黄散调油搽。另加左氧氟沙星 0.2 克，日两次，口服。

上方用 9 天，肿大淋巴结逐步消退，鹅卵大缩至鸽蛋大，鸽蛋大缩至黄豆大，溃疡面脓水已干，但创面未合。再用上方 6 天。

20. 腹内结块

陈某某，女，28岁，武穴市江家林村人。2012年3月15日初诊。

患者因腹痛、月经不调、白带多等症，于前2天在武穴市一医院作B超检查，报告称右侧附件区可探及43毫米×34毫米囊性回声团。考虑为右侧附件囊肿或炎性包块，建议治疗一月后复查。

诊见形体较瘦，面色暗黄，舌质淡红，苔白腻，脉沉。中医按湿热下注、瘀积成块论治。用清热利湿、活血消肿法：虎杖10克、金荞麦10克、蒲公英10克、鸡血藤10克、泽兰10克、益母草10克、黄柏10克、贯众10克。日一剂，水煎温服三次。服上方24剂后。

4月17日复查，B超报告称：右侧附件区囊性回声缩小为19毫米×16毫米。效不更方，仍用上法。

21. 直肠癌术后腹泻

吴某某，男，70岁，武穴吴谷英村人。2015年11月2日初诊。

自诉直肠癌术后腹泻一年余。一年前因大便带血到医院检查，确诊为直肠癌，于2014年7月在某医院进行手术治疗，术后身体状况不好，于当年10月又进行第二次手术，术后一直腹泻，轻则日五六次，重者十余次，黄色水样便。伴饥不欲食，食则胀满，曾用中西药长期治疗不效。

诊见形体消瘦，面白无华，神疲乏力，舌淡苔白，脉弱。按脾虚不运、水湿下注论治，以健脾益气、渗湿止泻为法，用参苓白术散化裁：黄芪15克、白术15克、茯苓10克、葛根10克、甘草10克、山药10克、补骨脂10克、木香6克、枳壳6克。上药共炒黄，日一剂，水煎温服三次，忌生冷冰冻油腻食物。上方服用6剂。

11月9日复诊，诉腹泻减为日三、四次，精神转佳，再用健脾止泻之剂，继续调理。

22. 湿热黄疸

陈某某，女，60岁，余川镇人。2016年9月5日初诊。

原有胆囊炎病史。半月前因饮酒致上腹部胀痛不适，食纳不佳，在当地卫生所按胃炎治疗一周，效果不显，反增厌食油腻，纳差乏力，身黄尿黄。

诊见面黄，目黄，舌红，苔黄腻，脉弱，右上腹压痛。按湿热黄疸诊治，用清热利湿退黄法，以茵陈蒿汤加味：茵陈15克、生栀子10克、虎杖10克、大黄10克、蒲公英10克、车前草10克、鸡内金10克、生麦芽10克、生甘草10克、茯苓10克、金钱草10克。日一剂，水煎温服三次，忌油腻荤腥食物。

9月12日复诊，诉尿已转清，近日脐周隐痛阵发，诊见目黄已退，舌质红，苔白腻，脉弦。上方减大黄，加白术10克、泽泻10克，六剂一疗程。

9月19日三诊，诉目黄尿黄全退，尿清，精神转佳。再用健脾祛湿之剂以固疗效。

23. 湿热口臭

吴某某，男，23 岁，武穴吴谷英村人。2016 年 7 月 14 日初诊。

自诉口臭三年余，自无感觉，家人闻得到，与人交流颇为苦恼，伴有便秘。曾在多地服用中西药物，不能缓解。

诊见舌质红，苔黄腻，脉弦。按湿热内盛、上蒸下熏治疗，用清热泻火、芳香化湿法，以大黄泻心汤加减：虎杖 10 克、薄荷 10 克、藿香 10 克、佩兰 10 克、黄柏 10 克、大黄 10 克、黄连 6 克、白芷 6 克、丁香 6 克。日一剂，水煎温服三次，另加维生素 B_2 片 10 毫克，甲硝唑片 0.4 克，口服，日三次。上方服用 6 天。

7 月 20 日复诊，诉口臭已除，尚有便秘。诊见舌红，苔白腻，脉弦。用泻热通便药 3 服。

24. 伤寒胃痛

朱某某，女，29 岁，住武穴市丁家巷。2012 年 12 月 5 日初诊。

主诉胃痛三天。三天前因骑电动车外出受寒，当夜即感上腹部剑突下剧烈疼痛，经热敷缓解；次日又痛，饮热水、热敷、按揉后稍缓，时止时作。前几年每到冬天也曾发作，在医院检查未见明显异常，吃些西药缓解，停药又痛。

诊见面色苍白，形体瘦弱，舌淡苔白，脉紧。按脾阳素虚、寒邪伤胃之胃脘痛论治，用健脾益气、散寒止痛法，以四君子汤合理中汤化裁：白术 15 克、茯苓 10 克、甘草 10 克、桂枝 10 克、白芷 10 克、木香 6 克、干姜 6 克、丁香 6 克、红枣 5 枚。日一剂，水煎温服三次，嘱忌生冷冰冻食物，防寒保暖。

三日后来告，服用中药后，胃痛日轻一日，三剂服完，胃痛亦止。

25. 脾虚胃痛

张某某，男，34 岁，武穴下官村人。2016 年 4 月 27 日初诊。

自诉近年来胃脘部疼痛胀满，纳呆乏力。曾在武汉多家医院诊治，检查未发现器质性病变，多按胃神经官能症用药，服用中西医药物，久不见效，花费近两万元。

诊见其形瘦神疲，面白气短，舌淡脉弱，证属脾虚气弱，治以健脾益气、养胃止痛为法。用参苓白术散化裁：黄芪 10 克、党参 10 克、白术 10 克、茯苓 10 克、山药 10 克、葛根 10 克、甘草 10 克、白芍 10 克、陈皮 6 克、生姜 3 片、红枣 3 枚，日一剂，水煎温服三次，忌生冷冰冻和不易消化食物。

5 月 6 日复诊，诉服上方 9 剂后，胃痛逐渐缓解，精神转佳，腹饥思食，继用上方 9 剂，以固其效。

26. 胃痞

廖某某，女，42 岁，石佛寺镇人。2016 年 5 月 20 日初诊。

自诉胃脘部（心下）胀满不适一月余，吃也胀，不吃也胀，口淡乏味。

诊见形体肥胖，上腹部膨隆，按之软，舌质淡红，苔白腻，脉滑。证属湿阻气机、脾不健运之胃痞。治以化湿健脾，理气消痞。记得《伤寒论》云："心下痞，按之濡，其脉关上浮者，大黄泻心汤主之。"遂以大黄泻心汤加减：生大黄10克、黄连6克、白术10克、茯苓10克、木香6克、枳壳6克、甘草10克、藿香10克、生姜3片，日一剂，水煎温服三次。

5月28日，带其女来诊病告之，自服上方3剂，胃胀消除，饮食知味。

27．气虚干呕

游某某，男，63岁，武穴市梅川镇人。2017年8月25日初诊。

自诉干呕一月余，无痰无物，伴纳呆乏力，干咳无痰。曾在多处打针吃药，干呕不止，口干不欲饮，近几天又增腹痛隐隐。

诊见形体消瘦，面色萎黄，舌淡，苔白，脉弱。按脾胃气虚、升降失司、运化无力论治，拟用益气健脾、理气和胃法：西洋参10克（另煎兑服）、白术10克、茯苓10克、山药10克、甘草10克、薏米10克、麦芽10克、陈皮6克、木香6克、山楂6克、生姜3片、红枣3枚。日一剂，水煎温服三次，忌萝卜和生冷冰冻、辛辣刺激食物。另加多潘立酮片10毫克，日三次口服。上法使用6天。

8 月 31 日复诊，诉呕止咳停，腹痛缓解，饮食渐进，但仍感乏力，不耐劳作。上方去多潘立酮，再用两周。

9 月 15 日三诊，见精神转佳，自诉无不适，未再开药，嘱饮食生活调理。

28．湿困乏力

周某，女，37 岁，住武穴塘下街。2016 年 7 月 22 日初诊。

自觉倦怠乏力一月余，到医院做生化检查，未见异常，输液数天仍不见好转，伴头身困重，口干不欲饮，不思饮食。

诊见身体偏瘦，面色苍黄，舌淡苔白腻，脉缓。病由夏日暑湿所困，脾不健运，四肢不主，以祛湿解表、健脾和中为法，用藿香正气散化裁：藿香 10 克、佩兰 10 克、白芷 10 克、陈皮 10 克、甘草 10 克、紫苏 10 克、白术 10 克、茯苓 15 克、薄荷 10 克、生姜 3 片、红枣 3 枚。日一剂，水煎温服三次，忌生冷冰冻油腻食物，忌吹空调。

服上方二剂，即感神清气爽，渐思饮食，三剂服完，便无不适，因此没有复诊。

8 月 7 日因他病来诊，述以上事。因查其病历而记之。

29．风水治验

何某某，男，5 岁，武穴市朱木桥村人。2014 年 5 月 31 日下午初诊。

曾在市一医院检查，WBC 22.4（10^9/L），LYM 15.41

（10⁹/L），肺炎支原体 Igm 阳性（+）。按流行性腮腺炎治疗：用 0.9%氯化钠注射液 250 毫升 + 利巴韦林 0.2 克，5%葡萄糖注射液 250 毫升 + 喜炎平 100 毫克，5%葡萄糖注射液 100 毫升 + 头孢孟多酯 1.0 克。滴注 2 天，高热不退，头面肿胀加重，口渴尿少。

诊见面目肿胀发亮，双眼肿成一条缝，两颈部淋巴结肿大如鸡蛋，双侧扁桃体红肿 3 度并覆脓性分泌物，体温 38.8℃，舌红，苔黄，脉洪数。西医考虑急性化脓性扁桃体炎并淋巴结炎、急性肾炎。因其在一医院住院，西药嘱其按医院医嘱办理；中医按风水郁于头面挟里热论治，用祛风解表、利水消肿兼清里热法，以越婢加术汤加味：白术 9 克、茯苓 9 克、泽兰 6 克、泽泻 6 克、车前草 6 克、荆芥 6 克、甘草 6 克、生石膏 9 克、麻黄 3 克、生姜 2 片、红枣 2 颗。日一剂，水煎温服三次。

6 月 3 日复诊，见面目肿胀已消大半，眼已睁开，但发热未退，体温 38℃，肿大的扁桃体和淋巴结消退不多。已办出院手续，望我一手经治。乃拟清热解毒、消肿散结之法：5%葡萄糖氯化钠注射液 100 毫升 + 利巴韦林 0.1 克 + 地塞米松 2 毫克（逐日递减 1/3），5%葡萄糖注射液 100 毫升 + 头孢曲松钠 1.0 克（皮试）；中药用虎杖 10 克、黄芩 8 克、生地 8 克、荆芥 8 克、薄荷 8 克、叶下珠 6 克、甘草 6 克、车前草 8 克、蒲公英 8 克。日一剂，水煎温服三次。

6 月 6 日三诊，诉用药次日发热即退，淋巴结和扁桃体日渐消肿。诊见双侧颈部淋巴结消至鸽蛋大小，双侧扁桃体消至 1 度。舌红，苔黄，脉缓。中药用 6 月 3 日方再服 3 天，西药停用输液，改用头孢氨苄颗粒 250 毫升，日四次口服。

6月9日家长复来诉，患儿已无异常，问尚需服药否？诊见扁桃体和淋巴结恢复正常，活泼好动，并无不适，不复用药。

30. 下肢水肿

崔某某，男，81岁，武穴市大桥村人。2010年5月20日初诊。

自诉双下肢沉重肿胀半月余，行走困难。吃些利尿药即消一点，药停又肿，西药吃得四肢无力，夜尿多，不敢久服。

诊见面色苍黄，步履蹒跚，双小腿以下肿胀饱满，不见踝骨，足背肿甚，按之凹陷难起，舌质紫暗，苔白腻，脉沉。证属脾虚不运、水湿下注之水肿。治用补气健脾、利水消肿法：黄芪15克、白术10克、茯苓10克、车前草10克、丹参10克、益母草10克、猪殃殃10克、生姜5片、红枣5枚。日一剂，水煎温服三次。嘱抬高患肢，忌咸食。

5月23日复诊见小腿、足背肿胀全消，自觉下肢轻松。复以健脾益气药调理。

31. 气虚下肢水肿

陈某某，男，82岁，武穴市陈高村人。2017年5月18日初诊。

自诉双下肢水肿半年余，吃西药打利尿针可以缓解，停药复发。伴下肢沉重，不能久立，精神疲乏，动则气喘。

诊见形体消瘦，声低息微，双下肢肿胀过膝，皮白光亮，按之凹陷，久之不起，舌淡，苔白，脉弱。按气虚不运、水湿下注论治，拟用补气健脾、利水消肿法：黄芪 15 克、茯苓 15 克、白术 10 克、泽泻 10 克、车前草 10 克、益母草 10 克、泽兰 10 克、甘草 10 克、桂枝 6 克、生姜 3 片、大枣 3 枚。日一剂，水煎温服三次，嘱抬高患肢，低盐饮食。上方服三天。

5 月 23 日复诊，诉精神转佳，腿脚轻便，双下肢肿消大半。诊见双下肢皮肤萎缩起皱，仅踝部肿胀还没全消，再用上方，调理一周。

32．阳虚水泛

傅某，男，58 岁，农民，武穴市梅川镇人。1981 年 1 月 4 日夜初诊。

症见倚床喘息，不得平卧，心悸，气促，面色灰白（灯光下），肢肿如烂瓜，下肢尤甚，按之凹陷，小便不利，舌质淡胖，苔白滑，脉沉弱。询其既往，素有喘疾，近年转剧，冬季频发，晚间尤甚。此乃肾阳虚衰、水气泛滥之症，治以温阳行水为法，用真武汤加味：熟附片 15 克、肉桂 10 克、茯苓 15 克、炒白术 12 克、白芍 10 克、五味子 12 克、生姜 12 克。每日一剂，水煎温服三次。上方服用二剂后，其人扶杖而来，见其肿消喘平，与当晚判若两人，复投温肾补虚之剂，冀图其本。

按：此病属西医之肺心病。其人喘疾既久，肺虚及肾。且年过七八，"肾脏衰，形体皆极"。肾阳虚衰，水气泛滥，则四肢皆肿。上凌心肺，则心悸气促。开阖失司，则小便不利。本证多发于冬日晚间，是为阴盛阳微，夜甚于昼。药用附桂之辛热，以破阴回阳、温肾行水。苓术渗利以消肿满，白芍、五味子和营敛肺、定悸平喘，生姜辛温以散表水。药中肯綮，如鼓应桴。

33. 前列腺炎

库某某，男，29 岁，武穴市朱木桥村人。2014 年 4 月 12 日初诊。

自诉小便不畅，伴肛门坠胀四月余。四个多月来，小便次数增多，排尿不畅，余沥不尽，伴小腹胀痛，肛门坠胀。在某医院检查，诊为前列腺炎并增生，打针服药，数月不效。

诊见形体微胖，舌红苔薄黄，脉滑。按湿热下注、瘀阻胞络论治，用清热利尿、活血消肿法：虎杖 10 克、黄柏 10 克、佩兰 10 克、车前草 10 克、泽兰 10 克、益母草 10 克、生地 15 克、甘草 10 克、鱼腥草 10 克。日一剂，水煎温服三次。另加左氧氟沙星片 0.2 克，日二次，口服。忌辛辣刺激食物，忌饮酒，忌房事。上方服用 9 天。

4 月 29 日复诊，诉排尿已无不适，小腹胀痛消失，但肛门坠胀尚未痊愈。拟上方去佩兰加茯苓 15 克，再用 9 天。

34. 遗尿症

徐某某，女，10 岁，黄梅县大河镇人。2014 年 1 月 8 日初诊。

其母代诉，此女自幼即尿床，每夜 3~4 次，一直至今。

在多家医院服用中西药物，效果不佳，到武汉儿童医院求诊，检查未见异常，诊为原发性遗尿症。看看即将成人，家长甚为忧虑。

诊见其面色黄胖，舌淡苔白，脉虚。按肾气不足、肾关不固论治，以益气补肾缩尿为法：黄芪10克、白术10克、何首乌10克、生地10克、狗脊10克、淫羊藿10克、补骨脂10克、甘草10克。日一剂，水煎温服三次；另加维生素B₁10毫克、谷维素10毫克、山莨菪碱3毫克、葡萄糖酸锌片10毫克，日二次口服。忌生冷冰冻食物，宜食牛、羊、狗、龟肉。

2月19日，其家长因他事来诉，此女服上方6剂，至今未再遗尿。

35．治痹不意愈尿频

武穴市北川路胡某某，男，77岁。2010年10月17日初诊。

因右膝关节疼痛，行走不便而求诊。自诉右膝疼痛半月余，行走加剧，不能久立，下蹲困难，伴夜尿多，动则气喘。

诊见行走不便，形体虚胖，舌色紫暗，苔白腻，脉沉。中医按肾气亏虚、寒湿痹阻、经络不通之痹证论治。用补肾强筋、散寒祛湿、通经活络法：虎杖10克、忍冬藤10克、伸筋草10克、桂枝10克、鸡血藤10克、络石藤10克、淫羊藿10克、狗脊10克。日一剂，水煎温服三次。另加维生素B₁10毫克，双氯灭痛25毫克，日三次，口服。

10月21日复诊欣然诉，此前苦于每夜小便5~6次，起床则膝痛，不起则胀满。自服上方后，不但疼痛缓解，尿频亦减少，每夜仅小便 2 次。我治此人，着眼于右膝疼痛，不意尿频获效。细推医理，又合其情。膝痛，尿频，皆因肾虚。狗脊、淫羊藿诸药补肾，肾气足则肾关稍固矣。

36. 遗精

朱某某，男，21 岁，武穴市朱奇伍村人。2015 年 2 月 16 日初诊。

自诉遗精半年余，每周三至四次，遗精后次日即感精神疲乏。在多家医院诊治，均按前列腺炎打针服药，效果不佳。自己怀疑做缝纫工作，从早坐到晚，前列腺受压，因此春节前提前三个月辞工未做，但仍然遗精不愈。

诊见形体壮实，面赤舌红，苔黄腻，脉滑。按湿热下注，瘀扰精室论治。用清热利湿、活血止遗法：虎杖 10 克、黄柏 10 克、鸡血藤 10 克、蒲公英 10 克、地丁 10 克、车前草 10 克、泽兰 10 克、生山楂 10 克、五味子 6 克。日一剂，水煎温服三次。同时口服脑心舒口服液 10 毫升，日两次（此药主含蜜环菌、蜂王浆，具滋补强壮、镇静安神之功）。忌辛辣刺激食物及烟酒。上方服用 6 天。

半月来未再遗精。春节后特登门致谢。

37. 湿热血淋

吕某某，男，59 岁，武穴市吕高村人。2015 年 3 月 7 日就诊。

自诉原有糖尿病，一直服用降糖药，近两个月出现小便前后尿急，尿痛，尿不尽，尿色暗红，在市中医院尿检见红细胞+++，按前列腺炎治疗，打几天针症状即缓解，停针复发，本人颇觉痛苦。

诊见形体肥胖，舌质暗红，苔黄腻。按湿热下注、脉络损伤之血淋论治，法用清热利湿、凉血止血：虎杖10克、黄芩10克、生地10克、车前草10克、仙鹤草10克、旱莲草10克、萹蓄10克、金钱草10克、甘草10克。日一剂，水煎温服三次，忌辛辣刺激食物并烟酒茶。上方服用三天。

3月10日复诊，诉尿急、尿痛已缓解，尿色由暗红色转为黄色，尿不尽还未缓解。再用上方加荆芥10克、紫草10克，服6剂后来诉，尿色已转清白，除尿不尽还未完全缓解，其余症状已消失。

38. 气淋

周某某，男，61岁，武穴市大金镇人。2017年3月31日初诊。

自诉近三个月小便次数增多，不到一小时就要解小便，不解则小腹胀满不适，解又不多，尿清量少，尿不尽，白天尤甚，睡熟则缓。曾在某医院检查，诊断为"前列腺肥大"，打过针，服过药，效果不明显。

诊见其人形体肥胖，腹大胀满，舌质紫暗，脉细。中医按气血瘀滞之气淋论治，拟用活血化瘀、利尿通淋法：虎杖10克、鸡血藤10克、丹参10克、生山楂10克、甘草10克、车前草10克、益母草10克、桃仁10克、红花6克、桂

枝 6 克。日一剂，水煎温服三次。另，加四环素 0.5 克，日
4 次口服，以防泌尿系统感染。忌酒和辛辣刺激食物，嘱多
喝水，加强运动。上法使用 6 天。

4 月 8 日复诊，诉用药后症状明显减轻，小便由每日 10
余次减为 5、6 次，尿不尽症状消失。上方去四环素，再用
一周。

39. 肾虚痰瘀阳痿

吕某某，男，52 岁，武穴市朱木桥村人。2017 年 4 月 7
日初诊。

自诉性欲淡漠半年多，阴茎不能勃起，半年没有性生活，
伴畏寒倦怠。在两位名医处服中药共 3 个月，没明显变化。

诊见形体肥胖，舌质淡胖，紫暗，脉细。按肾虚痰瘀论
治，用补肾壮阳、祛湿化瘀法：当归 10 克、茯苓 10 克、泽
泻 10 克、山药 10 克、丹参 10 克、肉桂 10 克、陈皮 10 克、
生山楂 10 克、淫羊藿 10 克、枸杞子 10 克、丁香 6 克。日一
剂，水煎温服三次。另，加维生素 B_1 片 10 毫克，日三次口
服。忌荤腥油腻食物，嘱加强体育锻炼。上法调理 20 天。

4 月 27 日复诊，诉阴茎能勃起，有了一次性生活，但时
间很短。仍用上法调理。

40. 治疣兼夜尿频

陶某某，男，67 岁，武穴四望镇人。2016 年 4 月 23 日
初诊。

自诉原有糖尿病，去年查空腹血糖 7.4mmol/L，夜尿多，每夜四至五次，已习以为常。此次因左拇指患寻常疣来求诊。

诊见左拇指外侧甲根旁有一 0.5 厘米 × 0.5 厘米左右不规则形硬结，高出皮肤，肤色正常，重按则痛，按风湿阻滞、瘀毒凝结论治。用祛风化湿、解毒活血之剂：虎杖、大青叶、贯众、荆芥、木贼草、泽兰、车前草、猪殃殃各 10 克，日一剂，水煎温服三次，另服维生素 C 片 0.1 克，维生素 AD 丸 1 粒（其中维生素 A 3000u，维生素 D 300u），外用消疣液搽，忌饮酒，忌搔抓。服用 10 日。

复诊，诉疣体逐渐消减，另有一重大变化，即服用上方后，夜尿明显减少，由每夜四至五次，减少为一至两次，睡眠大为改善。病人很是欣喜，我亦以为奇。如何解释，尚难述说，特此记之。

41. 失眠乏力

范某某，女，50 岁，住武穴市刘家巷。2014 年 9 月 13 日下午三时初诊。

自诉昨晚因无法入睡，服用奋乃静 4 毫克 × 2 片，另加其他安眠药。一夜坐卧不宁，通宵不眠，自觉非常难受。今天感头晕乏力，步态不稳，整天不能起床。

诊见疲倦病容，面色苍白，走路摇晃，手足颤抖，舌淡，苔薄白，脉细弱。病由失眠加之药物毒副作用所致。患者要求输液，按补充能量、护肝解毒原则用药，用 5% 葡萄糖注射液 250 毫升 + 维生素 C 1 克 + 维生素 B_6 0.1 克 + 肌酐

0.3 克，静滴。

输液近半即自感松爽，液体输完，已如正常人，能稳步出门。

42. 血虚失眠

吴某某，女，61 岁，武穴市龙坪人。2015 年 3 月 19 日初诊。

自诉失眠一年余。一年多来，一直难以入睡，每夜迷迷糊糊约睡 2 个小时，便睁着眼睛盼天亮。白天自觉头昏乏力，精神萎靡，动则心悸。曾服多种中西成药，疗效不佳。

诊见面色蜡黄，舌淡苔薄白，脉弱。证属血不养心之失眠症，治用滋阴养血、宁心安神法：当归 10 克、生地 10 克、丹参 10 克、茯神 10 克、甘草 10 克、何首乌 10 克、夜交藤 15 克、五味子 15 克、红枣 5 枚。日一剂，水煎温服三次。另加维生素 B_1 10 毫克、谷维素 10 毫克，日三次口服。忌烟、酒、茶。上方服用三剂。

3 月 23 日复诊，诉服药后每夜能睡 5 个小时左右，自觉头昏减轻，精神好转。上方再服 6 剂告愈。

按：本例治方用归脾汤合四物汤化裁，以当归、生地、何首乌、红枣、甘草滋阴养血健脾，以丹参、茯神、夜交藤、五味子宁心安神，用维生素 B_1 和谷维素调节神经功能。

43．虚喘

刘某某，女，63 岁，石佛寺镇人。2009 年 4 月 26 日初诊。

自诉患肺心病多年，动则气喘，端坐呼吸，经常住院。近来又发气喘、心悸，动则加剧，下肢浮肿，在某医院输液不能缓解，家人欲为其准备后事，闻听我处，欲来一试。

诊见面色灰暗，口唇紫绀，气短神疲，张口呼吸，喘而兼咳，心跳急促（96 次/分钟），两肺可闻哮鸣音，舌质紫暗，苔白腻，脉促而弱。证属心肺脾俱虚，心气虚则脉弱而促，肺气虚则喘咳气短，脾气虚则下肢浮肿。治用补益心肺、复脉定喘、健脾益气、利水消肿之法。方用炙甘草汤、五苓散合三拗汤化裁：麻黄 6 克、杏仁 6 克、甘草 10 克、枳壳 10 克、黄芪 15 克、白术 10 克、茯苓 15 克、泽泻 10 克、生地 10 克、生姜 5 片、红枣 5 枚。日一剂，水煎温服三次。忌生冷冰冻油腻食物并烟酒，防寒保暖。

三日后复诊见，喘咳缓解，呼吸平稳，浮肿消退。再用益气健脾之剂调理。此后每有不适，即来求诊，至今健在。

44．气虚便血

李某某，女，61 岁，武穴市大法寺镇人。2008 年 7 月 23 日初诊。

自诉大便出血二年余，每于大便后肛门滴血，血色鲜红，到医院静滴止血药即止，过了几天复发。到武汉大医院

检查，未见明显异常，长期出血导致严重贫血，现已输血
多次。

诊见身体消瘦，神疲乏力，面色萎黄，肛周未见异常，
直肠指诊未见异物。舌淡苔白，脉沉弱。证属气不摄血之便
血症，治用补气摄血止血法：黄芪 15 克、黄芩 10 克、白术
10 克、茯苓 10 克、仙鹤草 10 克、旱莲草 10 克、生地 10
克、补骨脂 10 克、甘草 10 克、红枣 5 枚。上药炒黄，日一
剂。水煎温服三次。服药 12 剂。

8 月 15 日复诊，诉自服上药后，便血日少一日，至今近
20 天未见便血。精神转佳，食欲健旺，复以益气养血法
调理。

45. 齿衄数月一朝愈

吴某某，男，70 岁，武穴城区环卫工，2015 年 7 月 7
日初诊。

自诉牙龈出血二月余，自 5 月某日突发牙龈出血，此后
有时白天，有时晚上，有时随出随止，有时左侧牙龈出血，
有时右侧出血，部位不定，血色鲜红。曾在数处医院打针服
药不效，经市一医院检查，确定为血小板减少（80×10^9
个/L）。

诊见形体消瘦，面色萎黄，上下牙龈无明显肿胀，颜色
淡红，舌质淡红，苔薄白，脉弱。诊为"气不摄血齿衄症"。
治用补气止血法：黄芪 15 克、补骨脂 10 克、甘草 10 克、
贯众 10 克、仙鹤草 10 克、旱莲草 10 克、虎杖 10 克、黄芩
10 克、生地 10 克，日一剂，水煎凉服三次；维生素 C 0.1

克，安络血5毫克，一日三次口服。上方服六天。

7月14日复诊，诉出血稍稀，血量减少。诊见气色较佳，舌苔黄，脉数。改用清热凉血止血法，前方去黄芪、甘草，加大黄10克、黄连5克，服用三天。7月16日来诉，出血已止，仍用上方三天。

8月初来诉，服药后齿衄有十余天停止，近来复发。仍用7月14日方六剂，此后不复来诊。

9月14日，其人带其外孙女诊病，问其齿衄情况，答曰，上次服药后时作时止，未能痊愈。又求方多处，终不能愈。某一日，至某医院牙科求诊，某医曰牙无问题，齿衄可服几天甲硝唑。于是遵嘱买了一盒甲硝唑，0.4克，一日三次口服。服药次日即止血，共服药五天，至今半月有余，一直未发。现录于此，以供来者鉴。

46. 虚热口渴

张某某，男，67岁，武穴中关村人。2015年11月4日初诊。

自诉口干渴半年余，自昼至晚，干渴不适，渴不欲饮，曾在多家医院检查治疗，检查血糖正常，服用中西药物不效。

诊见形体枯瘦，舌边尖红而干，脉细。证属阴虚内热，津不上承，治以滋阴清热、生津止渴为法：虎杖10克、黄柏10克、生地15克、青蒿10克、玄参15克、葛根10克、甘草10克、黄精10克、天花粉15克。日一剂，水煎温服三次，维生素$B_2$10毫克，日3次口服，忌油炸火烤辛辣之品，宜蔬菜水果。服三剂而口不渴，再三剂而口不干。

47. 口服左氧氟沙星致过敏性休克

帅某某，女，60 岁，武穴市余川镇刘朝二村人。2015年 3 月 24 日下午 2 时许，因感冒咳嗽、咽喉肿痛前来就诊。

诊见咽部充血，体温 37.2℃，舌质红，苔薄白。既往有头孢类药物过敏史。中医按风寒咳嗽诊治，西医按上呼吸道感染用药。处方：①氨咖黄敏胶囊，2 颗，日三次（每颗含对乙酰氨基酚 250 毫克，咖啡因 15 毫克，扑尔敏 1 毫克，人工牛黄 10 毫克）。②风寒感冒颗粒（成分为麻黄、葛根、苏叶、防风、桂枝、白芷、陈皮、杏仁、桔梗、甘草、干姜）8 克×1 袋，日三次。③盐酸左氧氟沙星片，0.1 克×2片，日两次。回家即按上方服药一次，约半小时后又来诊所。自诉服药十几分钟后皮肤发痒，手足发麻，诊见面部及躯干皮肤发红，多处皮肤出现红色风团，考虑药物过敏。上述三种药物，只有左氧氟沙星片首次服用。因此，考虑左氧氟沙星过敏。当即肌注扑尔敏 10 毫克并留置观察。坐下 2分钟左右，自诉头晕不适，随后出现两目直视，不省人事，口唇青紫，呼吸微弱，脉微。当即采取卧床头低脚高位，肌注地塞米松 5 毫克，并用 5% 葡萄糖注射液加地塞米松 10 毫克静滴，准备如仍然不效就注射肾上腺素 0.5 毫克。约 5 分钟后，其人呼吸平稳，脉搏均匀，神志清醒，肾上腺素未用。

这是我临床数十年所见第一例口服药物致过敏性休克病例。这个病例的抢救使我获得如下经验：其一，迅速确定是何病症；其二，找出致病原因；其三，立即对症用药；其四，保持清醒头脑，运用所学知识；其五，必要时边抢救边转院，不可坐等援助，贻误时机；其六，用药前一定要询问过敏史。过敏性休克抢救得当，病人很快恢复如常。一旦贻误时机，处置不当，有可能生离死别，阴阳相隔。

二、皮肤外科

1. 白癜风

李某某，女，40岁，武穴市办事处人。2014年7月19日初诊。

自诉右颈部患白癜风两年余，不痛不痒，曾在多家医院内服外用中西药一年多，未见明显疗效。

诊见右侧耳下颈部有一块约3厘米×2厘米、一块约1厘米×2厘米不规则白色斑块，不高出皮肤，边界清晰，上有绒毛亦变白色。病属白癜风，治用滋阴补肾、养血活血法：虎杖10克、黄柏10克、鸡血藤10克、丹参10克、旱莲草10克、何首乌15克、赤芍10克、补骨脂15克、紫草5克。日一剂，水煎温服三次，洗患处一次。另加复合维生素B_2，日二次口服，外搽补骨脂酊，日二次。嘱多晒太阳，患处发红起疱，即停外用药。

服用一周复诊，见其患处明显转红转黄转淡，复用上方一周。

2. 口腔黏膜扁平苔藓

马某某，男，23 岁，武穴市刊江办事处人。2014 年 7 月 9 日初诊。

自诉口腔长有白斑样物一月余，自觉口感麻木，食干物疼痛不适，曾在多家医院打针、服用中西药物，效果不佳。

诊见满口灰白，貌似小儿鹅口疮。颊黏膜、舌体、牙龈、上腭、咽部覆盖灰白色乳样物，有的呈片状，有的呈条索状，质较硬，刮之不去。证属湿热上泛（西医为口腔黏膜扁平苔藓），治用清热燥湿法：虎杖 10 克、黄柏 10 克、黄连 6 克、淡竹叶 5 克、生地 15 克、车前草 10 克、荆芥 10 克、甘草 10 克、叶下珠 10 克。日一剂，水煎温服三次。另加维生素 B_2 10 毫克、山莨菪碱 5 毫克、葡萄糖酸锌片 10 毫克，日二次，口服。忌烧烤油炸、辛辣刺激食物和烟酒，多食蔬菜水果。

上方服用一周复诊，见其口腔灰白色乳样物消除约 95%。患者自觉已饮食知味，要求再服上药。

3. 口腔扁平苔藓

张某某，女，69 岁，阳新县富池镇人。2015 年 8 月 27 日初诊。

自诉口干木涩近两年，2013 年 9 月发病，自觉口舌发干，麻木，舌头变糙，食不甘味，曾在当地多家医院治疗不效，2014 年 4 月 17 日到武大口腔医院，确诊为口腔扁平苔藓，用倍他米松、康复新液、白芍总甙片等药，并行曲安奈德封闭。治疗一个月，症状有所缓解，停止治疗后，诸症又起，四处求治，因至我处。

诊见形体壮实，声高有力，口腔黏膜满布灰白色斑块，上腭、两颊、舌面均呈灰白色，蜡样无光泽，刮之不去，舌边尖红，脉数。按心火上炎、伤津耗液论治，以清热泻火、活血养阴为法：虎杖、黄芩、生地、泽兰、车前草、叶下珠、黄柏、淡竹叶、甘草各 10 克，日一剂，水煎温服三次，另加维生素 B_2 10 毫克，AD 丸 1 丸，口服，日两次，山莨菪碱 5 毫克，睡前服。

上方用 6 天，口腔黏膜颜色转为红白相兼，自觉食能知味，口干、舌涩有所减轻。再用上方 6 天。

9 月 11 日三诊，见口腔黏膜转为红润，舌面红干，自觉口涩发木症状消除，食物知味。继用养阴清热之剂调理。

4. 口腔黏膜囊肿

刘某某，男，6 岁，武穴市刘桂村人。2016 年 12 月 11 日初诊。

半月前自己发现口唇内长有一个硬结，吃东西不时咬上，引起疼痛。家长带到当地医院接受治疗，打了 10 余天抗生素，症状依旧，又来我处求诊。

诊见患儿下门牙外、唇内右侧黏膜有一直径约 0.5 厘米白色囊肿，透明质硬，按之不痛。考虑口唇内黏膜囊肿，建议手术切除，家长要求服用中药治疗。姑且按痰热互结、郁滞皮下论治，拟用清热散结、活血祛湿法：虎杖 8 克、薄荷

8 克、生地 8 克、车前草 8 克、泽兰 8 克、鱼腥草 8 克、叶下珠 8 克、甘草 8 克、夏枯球 6 克。日一剂，水煎温服三次，加用维生素增强黏膜功能，促进黏膜康复：维生素 B_2 5 毫克、维生素 B_6 10 毫克、AD 丸 1 丸。日二次口服。嘱多食蔬菜水果，忌油炸火烤辛辣刺激和过冷过热食物。上方服用两周。

12 月 25 日二诊，诉硬结已消，吃东西不碍事，仅余瘢痕，诊之果然。

5. 糙皮病

胡某某，男，1.5 岁，武穴市石佛寺镇人。2013 年 12 月 24 日初诊。

其母代诉，患儿全身皮肤干燥粗糙，伴瘙痒近两月。自入冬以来，患儿皮肤逐渐干燥粗糙，瘙痒不适，曾外用地塞米松药膏，效果不佳。

诊见患儿全身皮肤干燥粗糙，伴有细小灰白色脱屑。西医考虑维生素缺乏，中医按阴血不足、肌肤失养论治，以滋阴养血、祛风活血为法：虎杖 5 克、白芍 6 克、荆芥 6 克、何首乌 6 克、甘草 6 克、益母草 5 克、车前草 5 克、丹参 5 克、旱莲草 6 克。日一剂，水煎温服二次，药渣煎水外洗一次。另加维生素复合 B 1 片，橙汁鱼肝油 3 毫升，日三次，口服。外用曲安奈德尿素乳膏搽患处，日二次。忌油炸烧烤食品，宜蔬菜水果。

上方服用 6 天后复诊，皮肤干燥粗糙脱屑不复见，肤色与正常小儿无异。嘱停用中药和外用药，鱼肝油和维生素再用两周。

6. 鱼鳞病

鱼鳞病，中医又称蛇皮病。西医认为是一种遗传性皮肤病。我治此病，常用养血活血、滋阴润燥法。现举一例：

吴某某，男，21 岁。武穴市大法寺镇人。2015 年 2 月 13 日初诊。

自称自幼患病，皮肤干裂粗糙，冬重夏轻，时有瘙痒。近几年症状加重，每至冬天，前臂及胫前皮肤即干硬起皮如鱼鳞，腰背腹部皮肤亦干燥脱屑。

诊见四肢、背、腹、腰部皮肤干硬燥裂如鱼鳞，周边游离，有少量脱屑，黑棕色。舌边尖红，苔薄白，脉缓。诊为鱼鳞病，按阴虚血燥、瘀滞肌肤论治。用养血活血、滋阴润燥法，以自拟活血润肤汤为主：虎杖 10 克、当归 15 克、生地 15 克、白芍 15 克、鸡血藤 10 克、何首乌 15 克、泽兰 10 克、坤草 10 克、荆芥 10 克。日一剂，水煎温服三次，洗一次。另加复合维生素 B，日三次，每次 2 片；维生素 C 0.1 克，日两次，每次 1 片；维生素 AD（其中维生素 A 3000u，维生素 D 300u），日两次，每次 1 片，口服。外用维生素 E 尿素软膏，日两次。忌辛辣刺激、烧烤油炸、干硬食品，多食蔬菜水果、猪肝汤。上方服用 9 天。

2 月 24 日复诊，见全身皮肤干硬燥裂缓解，皮肤变柔软，鳞状角化层消失，肤色由棕色转为灰白色脱屑。效不更方，仍用上方 9 剂。

7. 银屑病

董某，男，38 岁，武穴市石佛寺镇董干村人。2014 年 1 月 28 日初诊。

自诉皮肤瘙痒脱屑三年余。三年前冬天发病，肚腹、四肢多处皮肤出现大小不等斑块，上覆白色鳞屑，今日刮去，次日又起，自觉瘙痒。每年入夏以后即自行消失，但入冬以后又复发。大小医院求诊多家，内外药物用了不少，有时缓解有时无效。

诊见四肢伸侧、肚腹、腰背等处皮肤呈现大小不等、形状不一的斑块，有的上覆白色鳞屑，有的光滑呈肉红色，不高出皮肤。舌边尖红，苔薄黄，脉洪。西医属银屑病，中医按阴虚血燥、生风作痒论治，以滋阴养血、祛风活血为法：虎杖 10 克、黄芩 10 克、生地 15 克、荆芥 10 克、鸡血藤 10 克、丹参 10 克、泽兰 10 克、何首乌 15 克、旱莲草 10 克、甘草 10 克。日一剂，水煎温服三次，药渣煎洗患处。另加维生素复合 B 2 片，日二次口服，扑尔敏 4 毫克，睡前服。上方服用 9 剂。

2 月 6 日复诊，见皮损脱屑消除，斑痕尚在，自觉痒感消失。再用上方 9 剂。

8. 玫瑰糠疹（一）

桂某某，男，21 岁，武穴市大法寺镇人。2017 年 3 月 10 日初诊。

自诉患病二月余，开始于胸背和腹部出现大小不一的红色斑疹，逐渐延至全身皮肤，有的斑疹消退脱屑，有的又起红斑，时有瘙痒。曾在多处打针吃药，效果不佳。

诊见躯干、四肢皮肤满布不规则斑块，大多色白粗糙，脱屑明显，少有红疹，舌红，苔薄白，脉浮。西医诊为玫瑰糠疹，中医按风热毒邪郁于肌表、耗伤津液论治，拟用疏风清热、解毒养阴法：虎杖 10 克、薄荷 10 克、大青叶 10 克、管仲 10 克、荆芥 10 克、车前草 10 克、生地 10 克、黄芩 10 克、甘草 10 克。日一剂，水煎温服三次，药渣煎洗一次；另加维生素 C 0.1 克，日二次口服；扑尔敏 4 毫克，睡前服。痒搽复方地塞米松乳膏。嘱避免受凉感冒，忌酒和辛辣刺激食物，穿着纯棉内衣。上法使用 6 天。

3 月 16 日复诊，诉用药后瘙痒停止，皮肤脱屑明显缓解。诊见其皮肤仅见斑痕，没有脱屑。用上法调理一周。

3 月 25 日三诊，见皮肤恢复正常，不复用药。

9. 玫瑰糠疹（二）

郭某某，女，43 岁，武穴市江家林村人。2016 年 7 月 11 日初诊。

自诉 20 天前因感冒发热，在当地输液三天，近 10 天胸背多处出现红色斑疹，自以为过敏，又在当地输液治疗数日，皮疹不见好转，且越发越多，先发的开始变淡、脱屑，新发的依然鲜红，向躯干、四肢蔓延。

诊见胸腹、背部及四肢遍布大小不等的皮损，大者约 1 厘米见方，上覆白色皮屑，小者仅如粟米，色鲜红。舌边尖红，苔薄白，脉浮。西医属玫瑰糠疹，中医属风热郁于肌表，灼伤津液所致，治用解表清热、凉血解毒法：荆芥 10 克、薄荷 10 克、大青叶 10 克、贯众 10 克、虎杖 10 克、车前草 10 克、黄芩 10 克、猪殃殃 10 克、甘草 10 克。日一剂，水煎温服二次，洗一次，忌辛辣烧烤、冰冷食物，同时口服复合维生素 B 片 2 片，日两次。外搽曲咪新乳膏。上方服用 6 天。

7 月 17 日复诊，见斑疹皮屑均消退，仅余少数白斑。

10. 面部红痒

王某某，男，22 岁，武穴市石佛寺镇人。2016 年 12 月 17 日初诊。

自诉近一月来面部红赤瘙痒，自觉灼热不适，曾在当地按过敏性皮炎打针吃药，效果不佳。

诊见满面红赤，未见斑痕，舌红苔黄，脉数。按郁热上冲、生风作痒论治，拟用清热凉血、活血祛风法：虎杖 10 克、黄芩 10 克、生地 10 克、苦参 10 克、荆芥 10 克、泽兰 10 克、益母草 10 克、丹参 10 克、甘草 10 克。日一剂，水煎温服三次，药渣煎水冷敷。另加维生素 C 0.1 克、AD 丸 1 丸，日二次口服；扑尔敏 4 毫克，睡前服。忌烟酒和辛辣刺激性食物，避免高温。

12 月 25 日复诊，诉面部灼热瘙痒消除，红色尚在，但已变淡，仍用前法加减。

11. 头部带状疱疹

唐某某，男，71 岁，住武穴市塘下街。2013 年 9 月 20 日初诊。

自诉右侧头痛 5 天，局部起水疱 2 天。5 天前右侧头部突发性阵痛，剧烈难忍，昼夜不止；两天前又出现成簇小水疱，伴右眼痛胀不适。因肾病透析，不敢使用西药，故来寻求中医治疗。

诊见右侧耳前发际、前额眶上多处群集白色小水疱，绿豆大小；右侧眼结膜充血。舌质紫暗，苔白腻，脉沉。西医属带状疱疹，中医按湿毒蕴积、脉络瘀阻论治，用解毒祛湿、活血化瘀法：虎杖 10 克、薄荷 10 克、大青叶 10 克、猪殃殃 10 克、贯众 10 克、丹参 10 克、荆芥 10 克、泽兰 10 克、甘草 10 克。日一剂，水煎温服三次，药渣煎洗患处；外用三黄洗剂搽疱疹，利巴韦林滴眼液滴患眼，日 3～4 次。嘱保持充足睡眠，莫疲劳，莫受凉，莫饮酒。上方服用三天。

9 月 24 日复诊，诉疼痛明显减轻，诊见疱疹大多消退。再用上方三天。

12. 药物依赖性皮炎

胡某某，女，44 岁，瑞昌码头镇人。2016 年 8 月 20 日初诊。

自诉两年前面部瘙痒，自用复方地塞米松膏外搽，如此反复，后来停药，瘙痒更甚，面部逐步出现红疹、血丝，有蚁行感，需经常外搽激素类药膏。在九江市某医院诊断为"药物依赖性皮炎"。曾用多种中西药物内服外用，效果不佳。

诊见面部遍布大小不等的红色丘疹，大者如绿豆，小的如粟米，高出皮肤，两颧部可见红色小血丝。中医属湿热郁于肌肤，用清热凉血、燥湿止痒法：虎杖 10 克、黄芩 10 克、生地 10 克、荆芥 10 克、车前草 10 克、泽兰 10 克、苦参 15 克、甘草 10 克、地肤子 10 克。日一剂，水煎温服两次，洗一次。另加维生素 C 片 0.1 克、芦丁片 20 毫克，日 3 次，口服以改善皮肤毛细血管功能；扑尔敏 4 毫克，睡前服以止痒。

用上法 6 天一疗程。第一个疗程红疹大部分消退，蚁行感消失，共用三个疗程。

9 月 26 日四诊，诉用上药后，症状日轻一日，现已不痒，面部红疹大部已消退，两颧部血丝变淡，不注意看不出来。

13. 荨麻疹伴白细胞升高

郭某某，男，24 岁，武穴市江家林村人。2016 年 10 月 6 日初诊。

自诉全身风疱（荨麻疹）二月余，时轻时重，一周前病情加重，全身出现红色斑块，剧烈瘙痒，伴咽喉肿痛，发热（体温 39℃），胸闷不适，在某医院按急性扁桃体炎并荨麻疹输液治疗一周，发热缓解，但荨麻疹依旧每日数次发作，白细胞持续不降。

诊见形体壮实，胸背、腹部可见大小不等斑块，高出皮肤，或红或白，舌红，苔薄白，脉弦。检查白细胞计数 $16.78 \times 10^9/L$（正常值 $4 \sim 10 \times 10^9/L$），中性粒细胞计数 $13.1 \times 10^9/L$（正常值 $2.8 \sim 7 \times 10^9/L$）。中医属热毒内蕴，郁于肌肤，治用清热解毒、活血祛风法：虎杖 10 克、薄荷 10 克、生地 10 克、黄芩 10 克、荆芥 10 克、苦参 10 克、坤草 10 克、车前草 10 克、甘草 10 克。日一剂，水煎温服三次，洗 1 次，另加阿莫西林 0.5 克，日 4 次；维生素 C 0.1 克、扑尔敏 4 毫克，日 3 次；强的松 5 毫克，日 3 次，口服。嘱忌生冷冰冻烧烤食物，穿纯棉内衣，避免灰尘。

10 月 14 日复诊，诉咽喉不痛，皮肤起疤、瘙痒缓解。检查白细胞计数 $10.58 \times 10^9/L$（正常值 $4 \sim 10 \times 10^9/L$），中性粒细胞比 61%（正常值 50%~70%）。按上方中药，去虎杖加黄芪 10 克，西药强的松 5 毫克，日两次，口服。余同上方。

10 月 23 日三诊，临床症状消失，检查白细胞 $8.22 \times 10^9/L$，中性粒细胞比 59.5%。一切正常，不复用药。

14. 荨麻疹伴高热

潘某某，男，5 岁，龙坪下冯村人。2016 年 9 月 21 日初诊。

家长诉，患儿高热伴全身起风团样皮疹 3 天。三日前突发高热，随即伴全身起红疤，剧烈瘙痒，在本地诊疗不效，次日即转市某医院输液两天，症状没有缓解，因之来我处求诊。

诊见患儿全身散在性风团，色红，高出皮肤，自觉瘙痒，遇热加剧。双侧扁桃体Ⅱ度肿大，色红，舌红，脉数，体温 39.6℃。西医考虑急性扁桃体炎并过敏性荨麻疹，中医按风热隐疹诊治。采用中西医结合疗法：西医以消炎退热抗过敏为原则，中医以凉血熄风止痒为法：5%葡萄糖注射液 250 毫升 + 林可霉素 0.6 克 × 2/3 支 + 维生素 C 0.5 克 × 1 支 + 地塞米松 2 毫克 × 1 支，静滴。中药用：虎杖 8 克、薄荷 8 克、大青叶 8 克、贯众 8 克、荆芥 8 克、黄芩 8 克、坤草 8 克、叶下珠 8 克。日一剂，水煎温服三次，洗一次。另，加罗红霉素颗粒 50 毫克、银黄颗粒 4 克。日两次，口服。强的松片 5 毫克，早饭后服；扑尔敏片 4 毫克，早晚服半片。肛门塞退热栓一支，皮肤发痒用复方地塞米松膏外搽。

9 月 25 日家长因他事来诊，诉患儿依法用药 3 天，已热退疹消，恢复如常。

15. 结节性红斑

陈某某，女，72 岁，武穴市朱木桥村人。2013 年 6 月 13 日初诊。

自诉双下肢肿痛十余天。十天前自觉双下肢沉重疼痛，走路加重，平卧稍缓；双小腿伸侧出现多处硬结红斑，按之痛。在当地卫生室用青霉素输液一周，不能缓解。

诊见双下肢膝、踝关节和小腿肿胀，按之不凹陷。两小腿伸侧多处见葡萄大小硬结，色鲜红，按之痛，略高出皮肤。舌质紫暗，苔白，脉涩。西医属结节性红斑，中医按热毒蕴结、郁滞肌肤论治，用清热解毒、化瘀止痛法：虎杖 10 克、忍冬藤 10 克、豨莶草 10 克、泽兰 10 克、丹参 10 克、益母草 10 克、甘草 10 克、大青叶 10 克、赤芍 15 克。日一剂，水煎温服三次。另加维生素 C 100 毫克、芦丁片 20 毫克，双氯灭痛 25 毫克，日三次口服；吉他霉素片 0.3 克，日三次口服。嘱抬高患肢，卧床休息。避免受凉感冒，忌饮酒和生冷、油腻食物。上方服用三天。

复诊见肿消痛减，但硬结尚在，色稍淡，皮稍皱。上方去吉他霉素，再服 6 天基本痊愈。

16. 过敏性紫癜

刘某某，男，13 岁，家居武穴市四望镇。2015 年 4 月 6 日初诊。

主诉双下肢出现红色斑疹半月余。半月前，自觉双下肢胀痛不适，皮下出现很多大小不等红色斑疹，在当地医院按过敏性紫癜输液治疗一周，下肢胀痛缓解，红色斑疹消退，停针数天后，前症复发，斑疹更甚，过膝至股。

诊见形体消瘦，面黄神疲，双侧大小腿遍布红色斑疹，以伸侧居多，大过黄豆，小如粟米，色鲜红，压之不褪色，不痒不痛，双下肢有胀痛感，舌红，苔薄黄，脉弱。西医谓过敏性紫癜，中医称为"肌衄"。我认为，此病属气虚肌表不固，风热入侵，损伤络脉，郁而不出，治以益气固表、凉血止血、化瘀消斑为法：虎杖、黄芩、当归、黄芪、荆芥、旱莲草、甘草、泽兰各 10 克、紫草 6 克。日一剂，水煎温服三次，药渣煎水温洗患处。另加维生素 C 0.1 克，扑尔敏 4 毫克，日一次，口服。嘱卧床休息，避免剧烈运动，防寒保暖，忌辛辣刺激食物，忌饮酒。六日一疗程，连服三个疗程，症状一次比一次好转。

4 月 26 日四诊，见双下肢红色斑疹完全消退，仅余少量淡紫色瘢痕，自诉无不适，上方去当归、加生地 10 克，再服 6 天。

17. 皮肤变黑

翟某某，女，14 岁，大法寺镇人。2013 年 5 月 11 日初诊。

主诉胸腹皮肤变黑三月余。三个月前偶尔发现腹部皮肤有 3 厘米 × 2 厘米褐色斑块，不痛不痒，除颜色变深，其余和正常皮肤无异。后来面积逐渐扩大，颜色逐渐变黑。在武穴多家医院诊治，不知何病，用药不效。

诊见形体消瘦，乳下到脐上出现成片黑褐色斑块，表面略糙，不高出皮肤，与正常皮肤边界不清。舌淡，苔白，脉弱。西医考虑多发性斑状色素沉着症，中医按阴血不足、肌肤失荣论治，用滋阴养血、活血通络为法：虎杖 10 克、黄芩 10 克、生地 15 克、白芍 15 克、当归 10 克、泽兰 10 克、旱莲草 10 克、甘草 10 克。日一剂，水煎温服三次，药渣煎洗患处一次。另加维生素 C 0.1 克，日三次口服；复合维生素 B 两片，日 2 次口服，嘱加强营养。上方服九剂。

5 月 21 日复诊，见胸腹黑皮明显消退，仅余黄褐色斑块。再用上方 9 剂。

18. 皮下结节（一）

陈某某，女，37 岁，武穴市大桥村人。2014 年 9 月 2 日初诊。

自诉一年前发现右侧腰部皮下有一花生米大小硬节，可移动，重按则痛。此后逐步长大，长到鸽蛋大小时做了切除手术。术后不久，遍身皮下逐步长出小结节。由黄豆大小，到花生米大小，再到鸽蛋大小，不按不痛，再不敢做手术，要求服用中药。

诊见胸腹、腰背、两胁及大腿等处皮下遍布结节，大者如鸽蛋，小者如花生米，略凸出，质硬，重按则痛，与正常组织分界不清。肤色正常，手感如脂肪瘤而硬，似纤维瘤而多而小。西医不好确诊，中医按痰湿内阻、郁于肌肤而致痰核论治。用利水祛湿、活血消肿法：虎杖 10 克、当归 10 克、白术 10 克、茯苓 10 克、泽兰 10 克、佩兰 10 克、车前草 10 克、鸡血藤 10 克、丹参 10 克、益母草 10 克。日一剂，水煎温服三次，忌油腻荤腥食物。上方服 15 剂。

9 月 18 日复诊，诉皮下结节明显松软变小，皮肤变得柔和，再用上方半月。

19. 皮下结节（二）

李某某，女，52 岁，居武穴市栖贤路。2016 年 11 月 11 日初诊。

自诉今年 3 月发现右侧腰部有一处硬结，表面皮肤发黑，逐渐向周围扩大。在湖北省肿瘤医院穿刺检查，考虑脂肪瘤（有脂肪和肌纤维），建议手术切除病检，因为本人不同意，未果。

诊见脊柱傍右侧腰部皮肤有一处约 4 厘米×3 厘米黑色皮损，边界不清，周围发红，按之皮下有多个结节，大者如花生，小者如黄豆，压之不痛。考虑瘀阻皮络，郁而化热，熏烁皮肤，治用活血通络、清热散结法：虎杖 10 克、蒲公英 10 克、地丁 10 克、泽兰 10 克、丹参 10 克、黄柏 10 克、甘草 10 克、山楂 10 克、夏枯球 6 克。日一剂，水煎温服二次，药渣煎洗患处一次。服用 6 剂。

11 月 17 日复诊，见患处肤色转淡，红边消退，皮下结节明显缩小，大者仅如黄豆，小者已消失。仍用上方巩固。

20. 颏下囊肿

汤某某，男，17 岁，武穴市四望镇人。2011 年 5 月 21 日初诊。

自诉颏下长出包块近一月，不红不痛，在当地打消炎针半月无效。到市一人民医院检查，考虑颏下囊肿，建议手术切除。家长不想手术，故来我处求治。

诊见下颏正中、甲状软骨上方有一圆形囊肿，大小如剥壳小荔枝，柔软如橡皮球，包膜完整，边界清楚，略高出皮肤，肤色正常。中医按血瘀湿阻、郁积成肿论治，用活血化瘀、利湿消肿法：虎杖 10 克、忍冬藤 10 克、豨莶草 10 克、活血藤 10 克、泽兰 10 克、猪殃殃 10 克、益母草 10 克。日一剂，水煎温服三次。外敷太乙膏，每日一换，嘱忌烟酒及辛辣刺激食物。上方服用6天。

5月28日复诊，见囊肿已消至黄豆大小。未想数味中药，取效如此快速。正如古人所言，药中肯綮，如鼓应桴。家长高兴，我亦欣然。仍用上方6剂。

21. 肉瘤

卢某某，男，53岁，武穴郑公塔镇人。2016年1月30日初诊。

自诉身体多处皮肤长有包块多年，今年逐渐长大，伴有胀痛捆绑感。

诊见形体壮实，胸胁、腹部多处可见隆起性包块，呈不规则形，大者约8厘米×10厘米，小者如鸽卵，肤色正常，按之柔软，与正常组织分界不清，不痛不痒，舌质紫暗，苔白腻，脉滑。此病西医谓之脂肪瘤，中医谓之肉瘤，乃痰湿内生、瘀毒阻滞所致，治以祛湿化痰、行瘀解毒为法：泽兰、车前草、坤草、丹参、山楂、猪殃殃、虎杖、蒲公英、地丁各10克，日一剂，水煎温服三次。嘱忌肥甘油腻食物，加强运动。上方服15剂。

2月17日复诊，诉服药后自觉日渐松爽，活动自如。诊见包块明显缩小，大者原如小鳖内伏，现仅稍突而硬，约4厘米×5厘米。复用上方加半夏、茯苓各10克，服用6剂。

2月23日三诊，自觉有效，包块又小于前，仍用上方6剂。

22. 外伤引发囊肿

梅某某，女，67 岁，武穴市大法寺人。2014 年 7 月 30 日初诊。

自诉三个月前不慎摔伤，半月后即感右膝肿胀压痛，活动受限，至某医院检查，诊为右髌骨外囊肿，建议手术治疗。因其惧怕手术，乃来我处，求诊于中医。

诊见右膝髌骨外肿如鹅卵，质较硬，有压痛，包膜光滑，不与组织粘连，肤色正常。证属瘀血阻滞、郁积成肿，治以活血化瘀、消肿解毒法，药用虎杖 10 克、忍冬藤 10 克、豨莶草 10 克、泽兰 10 克、丹参 10 克、蒲公英 10 克、鸡血藤 10 克、甘草 10 克。日一剂，水煎温服三次，药渣热敷患处。另加氧氟沙星片 0.2 克，日二次饭前服。嘱其忌饮酒，避免剧烈运动。上药服用一周。

8 月 15 日复诊，见其右膝肿胀已消退，右髌骨外侧尚有一蚕豆大硬结，再用上方三天而愈。

23. 痔疮出血

奚某，女，47 岁，住武穴市栖贤路。2015 年 1 月 18 日初诊。

自诉素有痔疮，时发时止。近半月因其母逝，日夜劳碌，又发痔疮疼痛，行走加剧，俯卧稍缓，伴大便滴血，颜色鲜红。

诊见肛周肿胀，有 5 个痔核外突，有如紫红葡萄。舌淡红，苔薄白，脉沉。证属血瘀肛络、脉络破损之痔疮出血。治用收敛止血、化瘀止痛法：虎杖 10 克、黄芩 10 克、生地 15 克、荆芥 10 克、仙鹤草 10 克、旱莲草 10 克、地榆 10 克、贯众 10 克、枳壳 6 克（自拟消痔止血汤）。日一剂，炒黄，水煎温服三次，药渣煎洗患处一次。外用马应龙痔疮膏，日两次。嘱忌辛辣刺激食物和酒类，保持大便通畅，避免重力劳动。

上方服用三天来诉，疼痛缓解，出血停止，但痔核尚未完全消散，走路时感坠胀。再用上方三剂。

三、妇儿科

1. 虚实夹杂带下症（一）

桂某某，女，73 岁，田家镇盘塘村人。2014 年 1 月 12 日初诊。

自诉带下如水近两年。患者原有高血压、糖尿病，身体欠佳。一年前，又见阴道流黄水，量多味腥，每日需换卫生纸 5~7 次，自觉苦恼不堪。曾在多家医院检查，发现有宫颈息肉、子宫内膜增厚等病，服用中西药物一年余，收效甚微。

诊见形体虚胖，面色蜡黄，舌淡胖，苔黄腻，脉沉弱。诊为脾虚湿困、日久化热之带下证。治用健脾利水、清热燥湿法：黄芪 15 克、虎杖 10 克、黄柏 10 克、蒲公英 10 克、金荞麦 10 克、荆芥 10 克、贯众 10 克、泽兰 10 克、甘草 10 克、红枣 5 枚。上药炒黄，日一剂，水煎温服三次。服用 6 天。

1 月 23 日复诊，患者欣然相告，黄带明显减少，每日仅换卫生纸 1~2 次。带下由清稀色黄，转为色白黏稠量少，自云从无如此疗效，要求再服上方。

2. 虚实夹杂带下症（二）

张某某，女，46 岁，阳新县富池镇人。2011 年 10 月 9 日初诊。

自诉带下量多半年余，清稀色白不腥，时夹黄带，小腹不痛，外阴不痒。在当地按炎症治疗，打消炎针多次不效。

诊见形体偏瘦，面色略黄，舌淡苔白腻，脉缓。按脾湿下注、湿重于热论治。用健脾化湿、清热止带法：虎杖 10 克、黄柏 10 克、茯苓 15 克、白术 15 克、车前草 10 克、荆芥 10 克、地榆 10 克、鱼腥草 10 克、甘草 10 克。上药炒黄，日一剂，水煎温服三次。忌生冷冰冻油腻食物。

10 月 13 日复诊，诉白带明显减少，质稠色白。上方去黄柏、鱼腥草，加薏米 15 克、炒扁豆 10 克，再服三剂。

3. 月经过多

王某，女，31 岁，武穴市龙坪镇人。2012 年 10 月 2 日初诊。

自诉近三年来月经过多。每月按时而来，量多色淡红，行经时间长，少则十余天，多则二十天，伴头晕腰酸。

诊见形体虚胖，面色苍黄虚浮，舌淡，苔薄白，脉弱。按阴虚不足、虚火内扰、冲任不固论治，用滋阴养血、凉血止血法，以自拟养阴止血汤：虎杖 10 克、黄芩 10 克、生地 15 克、当归 10 克、仙鹤草 10 克、旱莲草 10 克、贯众 10 克、甘草 10 克、白芍 10 克、补骨脂 15 克，上药炒黄，日一剂，水煎温服三次。

上方服用三天，出血减少，血色转红，再服三天，月经停止。

11 月 25 日月经来潮，复用上方加减调理。

4．痛经

徐某某，女，13 岁，武穴市大桥村人。2014 年 11 月 24 日初诊。

其母诉，患者 11 岁月经初潮，头年不规律，其后多能按月而来，但量多，常伴腹痛。近 20 天经行不断，时多时少，色鲜红，时伴腹痛。今日因腹痛剧烈，不能上学，故来求治。

诊见形体丰满，捧腹而行，面色苍白，舌质淡红，苔薄白，脉紧。按寒滞经脉、经行不畅论治，用温经散寒、养血止血法：当归 6 克、白芍 9 克、桂枝 6 克、虎杖 6 克、旱莲草 9 克、仙鹤草 9 克、荆芥 9 克、贯众 9 克、补骨脂 6 克、生姜 3 片、红枣 3 枚。日一剂，水煎加红糖温服三次。忌生冷冰冻食物，防寒保暖。

上方服用 3 天，家长来诉，腹痛已止，月经明显减少。

再用上方加减，服用三天。

5. 气虚痛经

武某某，女，24 岁，已婚，武穴市石佛寺镇人。2015 年 11 月 5 日初诊。

自诉痛经一年余，每次月经来潮小腹疼痛，喜揉喜按，经后痛止。月经按月而至，色淡红，时间长，一般 9 天经尽，伴纳差乏力。

诊见形体偏瘦，面白不华，舌淡脉弱。证属脾虚气弱，经脉失养，统摄无力，治以益气摄血、柔痉止痛为法。方用十全大补汤化裁：黄芪 15 克、党参 10 克、白术 10 克、茯苓 10 克、当归 10 克、熟地 10 克、白芍 10 克、甘草 10 克、补骨脂 10 克、桂枝 6 克、红枣 3 枚、生姜 3 片，日一剂，水煎加红糖适量，温服三次，药渣热敷痛处，冷则弃。防寒保暖，忌生冷冰冻饮食。上方服用 6 剂。

11 月 13 日复诊，诉 11 月 5 日月经来潮，服上方腹痛明显减轻，经量减少，11 月 12 日经尽，仍用上方 6 剂。

12 月 11 日三诊，诉复诊后，因无不适，未再用药。12 月 8 日月经又潮，有轻微腹痛，但可忍受，食纳转佳，仍用前方加减。

6. 崩漏不止

江某某，女，46 岁，武穴市江家林村人。2016 年 5 月 27 日初诊。

自诉阴道流血近半年，时多时少，缠绵不尽，色鲜红，偶有血块，曾在某医院作妇科检查，发现子宫内有小囊肿和息肉，用过中西医药物治疗，一直不能止血。现在自觉神疲乏力，动则心悸。

诊见面色萎黄，舌质红，苔薄白，脉细数。证属热郁胞络、迫血妄行之崩漏，因失血过多，气随血耗，故乏力心悸。急则治其标，先以止血为要务，用凉血止血之剂：虎杖、黄芩、生地、贯众、荆芥、仙鹤草、旱莲草、补骨脂、甘草各10克。上药炒黄，日一剂，水煎温服3~次。忌辛辣刺激食物，避免剧烈运动。上方服6剂。

6月7日复诊，诉服药3剂，血即停止，6剂服完，至今未发，但神疲乏力，动则心悸尚未消除。缓则治其本，继以益气补血之剂以进，用十全大补汤化裁。

7. 血热漏下

周某某，女，16岁，武穴市大金镇人。2017年6月27日初诊。

其母诉，患者自10岁初潮以来，月经一直不规律，时多时少，时长时短。最近一次一个多月淋漓不尽，量少色暗，曾服中西药多次，效果不佳。

诊见形体壮实，面色红润，舌红，苔薄黄，脉弦。按血热漏下论治，用凉血止血法：虎杖10克、黄芩10克、生地10克、仙鹤草10克、旱莲草10克、荆芥10克、管仲10克、甘草10克、补骨脂10克。日一剂，水煎温服三次，忌烧烤油炸荤腥食物，嘱服药5天复诊。

此后患者一直没来，至 8 月 2 日因他病来诊，诉说上次月经不尽，服中药 5 剂即止，因此没来复诊。

8. 妊妇玫瑰糠疹

王某，女，21 岁，住武穴市程祖街。2013 年 9 月 12 日初诊。

自诉 5 天前发现胸部有数处一分硬币大小斑块，表面粗糙，时有微痒。近几日越发越多，腹、背、两胁都有发生。因有身孕，怕伤及胎儿，故来求诊；又恐服药伤胎，拒绝服用中西药物；还怕激素伤皮，不肯外搽药膏。

诊见胸腹、两胁、腰背多处皮肤散在发生不规则斑块，蚕豆大小，表面粗糙，覆有白色鳞屑。西医属玫瑰糠疹，中医按湿热蕴积、郁于肌表论治，用清热燥湿、祛风解表法：虎杖 10 克、薄荷 10 克、苦参 15 克、荆芥 10 克、车前草 10 克、甘草 10 克、黄芩 10 克、地肤子 10 克。因其不肯内服，嘱日一剂，煎洗二次。忌辛辣刺激、油炸烧烤食物，避免受凉感冒。

用药三天后，王某来诉，皮疹基本消退，尚余斑痕，要求再用中药外洗。

9. 妊娠湿疹

陈某某，女，32 岁，阳新县富池镇人。2015 年 11 月 24 日初诊。

自诉怀孕 5 月余，皮肤起疹瘙痒 4 月余。自怀孕一月后，腹背四肢渐发皮疹，剧烈瘙痒，日轻夜重，不得安宁。因顾及胎儿不敢打针服药，在家自用草药煎洗多次不效。

诊见小腹隆起，腹背四肢遍布或点状或片状皮损，有抓痕和痂痕，有少量流滋，舌质红苔白腻，脉滑。按湿热郁滞肌肤论治，用清热燥湿、祛风止痒之剂：黄芩、生地、虎杖、地榆、甘草、车前草各 10 克、苦参 15 克、地肤子15 克，一剂煎水温洗两次，每日一次，因本人不肯服药，每晚煎洗之后，于瘙痒处外搽丙酸氯倍他索乳膏一次。嘱忌辛辣刺激烧烤食物，洗浴水不宜过热，内衣必穿纯棉柔软织品。

12 月 1 日复诊，诉自中药每夜洗后，瘙痒日减，渐能忍受，煎洗 6 天后，仅偶尔微痒，因虑乳膏有激素，基本未搽，欲再求中药 3 剂，以固其效。

10．中药外洗治愈妊娠湿疹

朱某某，女，23 岁，武穴市刊江高湖村人。2016 年 5月 14 日初诊。

自诉怀孕三个月后开始出现皮肤瘙痒，胸腹、腰背、四肢出现皮疹，小则如粟米，大则成片，轻则瘙痒，重则滋水，昼轻夜重，瘙痒难忍。曾在多家医院检查，诊为湿疹。曾用炉甘石洗剂、复方黄柏洗液外搽，效果不佳，至今近两月。

诊见躯干、四肢皮肤呈多形性皮损，或点状，或成片，有滋水，有结痂，小腹膨隆，舌质红，苔白腻，脉滑。证属湿热郁滞肌肤之湿疹，治以清热燥湿、解表止痒为法：黄芩

10 克、生地 10 克、苦参 15 克、地榆 10 克、荆芥 10 克、车前草 10 克、生首乌 15 克、甘草 10 克、藿香 10 克。因患者拒绝一切内服药物，嘱其每剂一日煎洗两次，洗浴水不宜过热，清淡饮食，充足睡眠，规律生活，内穿纯棉内衣。上方煎洗 15 剂。

6 月 7 日复诊，诉瘙痒基本缓解，皮损大部修复。诊见其皮肤干燥，痂痕消除，大部分皮肤恢复正常，尚可见遗留色素沉着瘢痕。

11. 卵巢囊肿

陈某某，女，38 岁，武穴正街人。2014 年 12 月 30 日初诊。

半年来经行腹痛，量多色黯，夹有血块，平时白带较多，色黄质稠，在某医院 B 超检查提示，双侧卵巢囊肿，左侧 4.4 厘米 × 2.9 厘米，右侧 2.9 厘米 × 2.3 厘米，建议手术治疗。陈女士一因生意较忙，二因惧怕手术，特来我处求服中药。我言服药一月复查，逐步缩小则继续服药，不能打动则需手术。

诊见形体偏瘦，舌质紫暗，脉细。证属湿热下注，瘀热互结。治以解毒祛湿、活血消肿为法：虎杖 10 克、蒲公英 10 克、地丁 10 克、败酱草 10 克、泽兰 10 克、金荞麦 10 克、鸡血藤 10 克、鱼腥草 10 克、益母草 10 克，日一剂，水煎温服三次。忌生冷冰冻油腻食物。服药一月余。

2015 年 2 月 17 日 B 超检查，卵巢左侧 2.0 厘米 × 1.5 厘米，右侧 2.4 厘米 × 2.4 厘米，自诉经行腹痛缓解，白带减少，求继续服药，又依上法服用中药近 2 月。

2015 年 4 月 17 日再次 B 超检查为：卵巢左侧 1.8 厘米×1.5 厘米，右侧无囊性回声。本人仍欲服药，我见其已无不适，不再开药。

12. 婴儿咳喘

项某某，男，5 个月，龙坪下冯村人。2016 年 9 月 26 日初诊。

发热，鼻塞流涕，咳喘痰鸣 3 天。在某医院输液 5 天，发热退，流涕减轻，但鼻塞、咳喘痰鸣依旧，纳差。

诊见精神尚可，咳嗽时作，喉间痰鸣，指纹青紫，已透风关。证属风寒束表，肺卫失宣，治以疏风解表、宣肺止咳为法，方用杏苏散化裁：杏仁 3 克、紫苏 6 克、百部 6 克、枇杷叶 6 克、紫菀 6 克、荆芥 6 克、贯众 6 克、麻黄 2 克、细辛 2 克、葱一根、生姜一片。日一剂，水煎温服三次，嘱防寒保暖。

9 月 29 日复诊，家长诉服上方三剂，咳喘止，痰鸣消失，不流鼻涕。但尚有鼻塞未完全消除。嘱防寒保暖，用苏叶 5 克，葱姜各一，煎好加红糖少许，日服三次。

13. 婴儿口腔溃疡

武穴朱木桥村吕某，出生 45 天后发病，啼哭拒乳近一周，不发热，不吐不泻，家属奔走数家医院，医生不知何病，嘱其回家观察。家属十分焦急，抱来我处求诊。

诊见面色微黄,体温 36.5℃,开口检查,发现其上腭自前向后有一条索状溃疡面,约长 2 厘米,宽约 0.5 厘米,上覆黄色脓样物,边缘清楚,不红肿,家属否认有损伤史。西医考虑口腔溃疡,中医认为,诸痛疡疮皆属于火。按火毒上攻、伤阴损络之溃疡论治,以泻火解毒、清热养阴为法:用钱仲阳导赤散化裁:虎杖、薄荷、生地、荆芥、甘草、淡竹叶、车前草、鱼腥草、黄连各 5 克,日一剂,水煎温服三次,另加维生素 B_2 2.5 毫克,日两次,化水服。上法用 3 天。

复诊,诉啼哭渐解,乳食日强一日,诊见条索状溃疡面脓样覆盖物消除,可见条索状鲜红痕迹。再用上法 3 天,婴儿恢复如常。

14. 新生儿对口疽

何某某,出生 10 余天,父母居武穴朱木桥村。家人发现其后颈部生一肿块,红肿发硬,伴哭闹纳差。至某医院儿科诊为后颈部脓肿,因难于打针而拒诊。家人无奈回家,用草药外敷数日,硬块红肿增大,故来我处。

诊见患儿面部和身体肌肤黄染,后项枕骨下部有一鸽蛋大小硬肿包块,色红,按之痛,体温 37.5℃。此症《外科正宗》谓之对口疽,治疗此病颇为棘手,输液难以进针,服药难以下咽。斯儿新生儿黄疸尚未消退,西药不敢轻用。治则虑其难以取效,不治则患儿有肿毒走黄之虞(西医谓"败血症")而有性命之忧。思之者再,故立内外兼治之法,内用清热解毒、活血消肿之剂:虎杖 3 克、黄芩 3 克、蒲公英 5 克、地丁 5 克、败酱草 5 克、鱼腥草 5 克、泽兰 5 克、甘草 5 克、金荞麦 3 克。日一剂，水煎温服三次，药渣热敷一次，外用太乙膏于每晚药渣敷后贴患处。

上法用 3 天，家人带来复诊，诉哭闹已止，饮食渐进。诊见肿块消至花生米大小，复用上方 3 天。

2016 年 4 月 27 日，其家人复抱来三诊。诉肿处拔出脓液少许，患儿饮食如常，不发热，诊见肿块已消至黄豆大小，再用托毒排脓中药三剂：生黄芪 6 克、虎杖 5 克、蒲公英 5 克、地丁 5 克、败酱草 5 克、鱼腥草 5 克、泽兰 5 克、黄连 5 克、甘草 5 克，日一剂，水煎温服三次，每晚用药汁敷洗患处一次，外贴太乙膏。

15. 小儿斑秃

游某某，男，7 岁，朱木桥村人，2016 年 8 月 31 日初诊。

家长诉，患儿头皮两处脱发两月余，不痛不痒。平时饮食活动如常，未见其他不适。

诊见患儿面色萎黄，头发枯黄，百会穴两旁有两处约 2 厘米×2 厘米斑秃，表面光滑无毛。按精血亏虚、脾肾不足论治，用补脾益肾、养血生精法，以八珍汤合六味地黄汤化裁：当归 10 克、生地 10 克、白芍 10 克、山药 10 克、荆芥 10 克、旱莲草 10 克、甘草 10 克、何首乌 10 克、山萸肉 10 克。日一剂，水煎温服三次，药渣煎洗一次。另加复合维生素 B 一片，日 3 次，葡萄糖酸锌片 70 毫克一片，日两次，口服。上方服用 10 天。

9月16日复诊见，斑秃处已有毛发初生，家长很是高兴，再用上方10天。

16. 儿童银屑病

陈某，女，8岁，花桥镇人。2016年8月13日初诊。

家长诉，此女患病两年余，满身起皮脱屑，伴有瘙痒，冬重夏轻，曾打针、服药、搽药，均不效。求过很多医生，近一月，正遇夏天又发病。

诊见从头到脚都有皮疹，大小不等，大者约2厘米见方，小者仅见红疹，白色脱屑，底部可见肉红色皮损，自觉瘙痒。按阴虚血燥、郁于肌肤论治，用滋阴清热、养血活血法，方用黄芩四物汤化裁：当归8克、生地10克、黄芩8克、首乌10克、白芍8克、甘草8克、旱莲草8克、夜交藤8克、地肤子10克、丹参8克。日一剂，水煎温服二次，煎洗一次，另加复合维生素B一片，日三次口服，扑尔敏片4毫克，睡前服，外搽丙酸氯倍他索乳膏，忌烧烤油炸食物。用上法6天。

8月20日复诊见，头身皮疹消失，小腿尚余数处，仍用上法调理。

按：余诊银屑病人很多，老少男女皆有。20岁以上病人复发率高，鲜有根治者。19岁以下复发率低，鲜有复发者。余治银屑病多从阴虚血燥着手，以滋阴润燥、养血祛风为法，每每获效。

17. 小儿发热惊厥

周某某，男，2 岁，武穴市余川镇人。2015 年 1 月 10 日初诊。

其祖母诉，患儿断续惊厥半年余。半年前某次发热期间，突然两目上窜，牙关紧闭，口唇青紫，手足抽搐，急送医院住院，经打针服药缓解。此后每隔三五天，稍有发热，即发惊厥抽搐。家长为此恐惧不已，每有发热即到医院。有时半夜发热，在家发作，来不及上医院，即掐人中，数分钟后，惊厥停止。曾在多地求医，服用中西药物，发热时仍然惊厥，易感冒，食欲差。

诊见形体偏瘦，面色萎黄，舌质红苔薄白，脉数。西医属惊厥，中医按肾气未充、脾气虚弱、肝风易动论治，用补肾健脾、柔肝息风法：龙牡壮骨颗粒（武汉健民药业）5 克，日三次口服（成分为党参、黄芪、麦冬、龟甲、白术、山药、五味子、龙骨、牡蛎、茯苓、大枣、甘草、乳酸钙、内金、维生素 D_2、葡萄糖酸钙）；保儿安颗粒 5 克，日两次口服（成分为山楂、麦芽、使君子、布渣叶、莱菔子、槟榔、葫芦茶、孩儿草、莲子心）；鱼肝油 5 毫升，日两次口服（每克含维生素 A 30 单位，维生素 D_3 13.5 单位，维生素 C 1.54 毫克），碳酸氢钙咀嚼片 0.15 克，日三次，口服。嘱万一惊厥发作，除掐人中外，还可按揉四肢腰背；10 分钟不能缓解要送医院。

1 月 30 日，其祖母来电诉，患儿自服用上方，半月来一直未再抽搐，食纳转佳，精神健旺，面色红润。问还需服药否，答曰可用上方加减再服半月。

18. 小儿搐动症

蔡某，男，8岁，武穴市余川镇人。2017年6月28日初诊。

家长诉，患儿3个月前因急性扁桃体炎高热，住院数天，热退三天后，于每晚睡前身体不自主搐动，双肩上耸，上肢痉挛，双手握拳颤抖，长约一小时，短约十分钟，发作时神志清楚，无痛苦表情。曾在武汉同济医院检查，诊断为"搐动症"，服用西药有所缓解，但停药又复发如故。

诊见形体偏瘦，发育正常，神志清楚，精神状态良好，舌淡，苔白，脉缓。按热病伤阴、筋脉失养、虚风内动论治，用滋阴养血、柔筋息风法：当归10克、鸡血藤10克、生地10克、白芍10克、枸杞子10克、何首乌10克、黄精10克、百合10克、甘草10克、夜交藤10克、知母6克、海螵蛸6克。日一剂，水煎温服三次。另，加维生素 B_1 片10毫克，日二次口服，扑尔敏片4毫克，睡前服，龙牡壮骨颗粒（武汉健民药业）10克，日二次口服。上方服用6天。

7月4日复诊家长诉，服药后症状日轻一日，现在基本缓解。再用上法两周，患儿一直没有复发，嘱再服龙牡壮骨颗粒两周，后电话来告，患儿一切正常，嘱停药。半年后随访，未见复发。

医　论

一、针灸疗法在《伤寒论》中的应用

《伤寒论》是中国医学史上第一部理法方药俱全的医学典籍，其中很多方药至今仍在临床广泛使用，此乃人所共知。张仲景在《伤寒论》中除使用方药外，也时常使用针灸疗法，这为后世针灸学的发展起了推动作用，同时也为多种疗法配合治病提供了宝贵经验。针灸疗法在《伤寒论》中的应用主要涉及针灸治病，针灸的禁忌症，误用针灸所致变症及其处理，针灸后的预后等内容。本文试作一浅述，以就正于明者。

1. 应用针灸疗法治疗疾病

（1）实邪针刺

111 条①云："伤寒腹满谵语，寸口脉浮而紧……刺期门。"112 条云："伤寒发热，啬啬恶寒，大渴欲饮水……刺期门。"此两条见证皆为伤寒而肝邪过旺，既可用药物治疗，

---

① 本文引用条文号码，据成都中医学院主编《伤寒论释义》，上海科技出版社，1964 年 2 月第 1 版。

也能以针刺祛邪。张仲景在此选用了针刺疗法，刺肝之募穴期门，以泻肝邪。刺期门以祛邪的还有148条和221条的热入血室证："刺期门，随其实而泻之。"因血室隶属于肝，刺肝募可泻肝实，故用之。太阳与少阳并病，出现"心下硬，颈项强而眩"，此时既不可攻下，亦不可发汗。怎么办呢？张仲景说："当刺大椎，肺俞，肝俞。"（147，176条）。还有303条云："少阴病，下利，便脓血者，可刺。"上述条文多未言明补泻手法，我们可以看出，适应症都是实证、热证，自然要用泻法。

（2）虚寒灸治

《伤寒论》中对某些虚寒证或阳为阴阻证多用灸法治疗，如"少阴病，吐利，手足不逆冷……脉不致者，灸少阴七壮"（292条）。此证为吐利交作，正气暴虚致脉一时不能接续，可灸少阴太溪穴，以通阳复脉。对于少阴病下利，阳虚气陷者（325条）"当温其上，灸之"，即灸百会穴以回阳举陷。对于阳为阴阻所致"伤寒脉促，手足厥逆"证（349条），亦用灸法以运行阳气。

（3）针灸与药物并用以增强疗效

24条云："太阳病，初服桂枝汤，反烦不解者，先刺风池，风府，却与桂枝汤则愈。"此条用刺法以助药力；304条云："少阴病，得之一二日，口中和，其背恶寒者，当灸之，附子汤主之。"此条内服汤药外用灸法，双管齐下以奏捷效。

（4）针刺以防病邪传变

8条云："太阳病……若欲作再经者，针足阳明，使经不传则愈。"此言邪气有向阳明传变趋势者，可预先针足阳明经穴，使气血流通，邪不再传而病解。原文未言明针足阳明经的具体穴位，后世注家见解不一，临证应视具体情况而定。

2. 针灸的禁忌证

《伤寒论》中对某些病症的针灸禁忌为后世针灸临床提供了有益借鉴：

（1）针法禁忌：①太阳伤寒病邪在表者禁用温针。123条云："太阳伤寒者，加温针必惊也。"陈修园云："太阳伤寒，若在肌表，则宜发汗……若加温针，伤其经脉，则神气外浮，故必惊也。"②阳明里实热证禁用温针。"若加温针，必怵惕，烦躁不得眠。"（226条）因用温针是以热助热，热扰心神则怵惕烦躁。

（2）灸法禁忌：①阴虚火旺证禁灸。"微数之脉，慎不可灸。因火为邪，则为烦逆，追虚逐实，血散脉中，火气虽微，内攻有力，焦骨伤筋，血难复也。"（119条）这里微数之脉即是阴虚火旺之象。②表实热证禁灸。118条云："脉浮热甚而反灸之……因火而动，必咽燥吐血。"120条云："脉浮……用火灸之，邪无从出，因火而盛，病从腰以下必重而痹。"这两条都是表热实证，不能用灸，误灸则会出现变证。

3. 针灸所致变证的处理

上面提到误用针灸出现各种变证，但没有指出相应处理方法，临证须知犯何逆，随证施治。《伤寒论》中也有对针灸后出现变证而采取措施的例方，如 29 条伤寒误用桂枝汤后又加烧针取汗，将致大汗亡阳者，可用四逆汤回阳救逆；121 条云："烧针令其汗，针处被寒，核起而赤者，必发奔豚。气从少腹上冲心者，灸其核上各一壮，与桂枝加桂汤，更加桂二两也。"此条指出了因烧针致发奔豚者，应采用灸药并用以止冲散寒；又如，火逆复下之后，因烧针出现烦躁者，乃心阳受损，阳气浮越所致，治当助心阳，安神志，用桂枝甘草龙骨牡蛎汤（122 条）。

4. 针灸疗法的预后

《伤寒论》中对某些病症使用针灸疗法，还观察脉证来判定预后，如寒厥阳衰阴盛证出现"脉微，手足厥冷，烦躁"等症，应急用灸法散阴邪而复阳气，灸后若手足温则阳气复，"厥不还者死"（343 条）；再如 361 条厥利无脉证"灸之，不温，若脉不还，反微喘者死；少阴负趺阳者为顺也"。这里根据灸后两种不同脉证，指出了相反的预后，可供临床参考。

二、《伤寒论》中小便不利的成因及治法

小便不利是临床常见症状之一，中医内科归属癃闭范畴，现代医学某些疾病的危重阶段也可出现小便不利。《伤

寒论》中直接提到小便不利的条文有 20 余处，有的为主症，有的为兼症，成因不同，治法各异，充分体现了审证求因、辨证论治的原则。为后世诊断、治疗此症奠定了基础，至今仍值得临床借鉴。现就《伤寒论》中小便不利的病因病机及治法作一浅述。

1.　水饮内停、气化不利

第 71 条云："太阳病……若脉浮，小便不利，微热消渴者，五苓散主之。"此为内有水饮，气化不行，故见小便不利，用五苓散化气行水；第 161 条云："……痞不解，其人渴而口燥，烦，小便不利者，五苓散主之。"此条为水饮内停致痞，仍用化气行水法。尚有其他病机为主，兼有水饮内停者，如第 40 条云："伤寒表不解，心下有水气，干呕，发热而咳……或小便不利，少腹满，或喘者，小青龙汤主之。"此条以外散风寒、内除水饮为法，加茯苓淡渗利水。又如第 98 条小柴胡汤证而兼"心下悸，小便不利"，尤在泾认为是"水饮蓄而不行也"，亦加茯苓渗利之。

2.　肾虚水泛、开阖失司

第 316 条云："少阴病，二三日不已，至四五日，腹痛，小便不利，四肢沉重疼痛，自下利者，此为有水气……真武汤主之"。此条为肾阳衰微、开阖失司所致，用真武汤温阳行水。第 84 条真武汤证系太阳病误汗致阳虚水泛，病机相同，治法无异。

3. 津液亏乏、水源枯竭

第 244 条云："病人小便不利，大便乍难乍易，时有微热，喘冒不能卧者，有燥屎也，宜大承气汤。"此条小便不利为燥热伤阴、津液内耗所致，故用大承气汤急下存阴。第284 条云："少阴病，咳而下利，谵语者，被火气劫故也，小便必难，以强责少阴汗也。"此处小便难是为火劫伤津，原文未明指方药，吴谦云："欲救其阴，白虎、猪苓二汤择而用之可耳"，此说可供参考。

4. 湿热交结，水道不通

第 238 条云："阳明病……但头汗出，身无汗，剂颈而还，小便不利，渴引水浆者……茵陈蒿汤主之"。第 261 条云："伤寒七八日，身黄如橘色，小便不利，腹微满者，茵陈蒿汤主之"。此两条小便不利皆为湿热交结，三焦不利，水道不通，用茵陈蒿汤清热利湿，热清湿去则小便自利。

小便不利除以上四个因素外，还有脾虚不运、清浊不别；津液耗伤、水热互结和阳气郁滞、气机不利三个方面。第 307 条云："少阴病，二三日至四五日，腹痛、小便不利，下利不止，便脓血者，桃花汤主之"。此条为脾肾阳虚，脾不运化，水湿下趋大肠，小便不得分利，用桃花汤温中补虚、涩滑固脱，下利止而脾阳复，清分浊别，则小便不利可愈。第 226 条云："阳明病……若脉浮发热，渴欲饮水，小便不利者，猪苓汤主之。"此条为津伤水热互结，故用猪苓

汤育阴清热利水。第318条云："少阴病，四逆，其人或咳
或悸，或小便不利……四逆散主之。"此处小便不利乃阳气
郁滞，气机不利所致，用四逆散以宣达郁滞，通利气机。

综上所述，《伤寒论》中论述小便不利的病因病机共七
个方面，其治法涉及汗（外散风寒，内除水饮），下（化气
行水，急下存阴），和（宣达郁滞），温（温阳行水），清
（清热利湿），补（温中补虚、涩滑固脱）等六法。

三、《伤寒论》中判断病情向愈之依据

《伤寒论》中常可见到"愈""解""止""已""和"
"生"等词，这些词表明在疾病过程中，或采取正确的治疗
护理方法后，病情将要或必定向着好转直至痊愈的方面发
展，为临床判断病情向愈提供了客观依据，这对推测疾病的
预后，决定采取相应的治疗方法和护理措施，都有一定的指
导意义。现就其中有关病情向愈的依据作一浅述，以就正于
同道。

1. 疾病过程中向愈之征

疾病发生发展的过程中，由于体内邪正盛衰的消长转
化，疾病循着一定规律发展到某个阶段，表现出趋向好转的
态势，正气渐复，邪势日衰，不借助药物和其他疗法也可自
行痊愈。这时通过疾病传变规律、病机特点及临床脉证可予

断定。

（1）依据疾病传变规律

336条云："伤寒病，厥五日，热亦五日。设六日当复厥，不厥者自愈"。此条以"不厥"来判定厥阴病可自愈，因为根据规律，"厥终不过五日，以热五日，故知自愈。"厥热日数相等，为阴阳平衡，故可自愈。383条云："……欲似大便，而反失气，仍不利者，此属阳明也，便必硬，十三日愈。所以然者，经尽故也。"此条言邪入阳明的预后，确定十三日愈的依据是传经规律，说明传经已尽，病该向愈。271条云："伤寒三日，少阳脉小者，欲已也。"伤寒三日为表邪内传之期，《素问·离合真邪论》说："大则邪至，小则平。"三日脉小，邪不传里，故知可愈。

（2）依据病机特点

58条云："凡病，若发汗，若吐，若下，若亡血，亡津液，阴阳自和者必自愈。"此条概言所有疾病都可通过分析其病机特点来判断预后。人体发病主要是阴阳失调，或盛或衰，或有余或不足，其愈与否，常以正气强弱为转移。人体通过自我调节，或通过恰当的治疗调护，阴阳之气渐趋平衡，病即可愈。

（3）依据脉象

290条云："少阴中风，脉阳微阴浮者，为欲愈。"

少阴主脉为微细，乃里气虚衰之象。见阳脉微者，知邪不盛；阴脉浮者，知正气有抗邪外达之征，可知欲愈。274条云："太阴中风，四肢烦疼，脉阳微阴涩而长者为欲愈。"

此言太阴中风欲愈之脉。阳脉微为外之风邪不盛，阴脉涩为里之湿邪未甚，阴脉见长主里气充实。邪气不盛，正气充实，则愈可知。还有"厥阴中风，脉微浮为欲愈""下利……脉微弱数者为欲自止"等，皆是凭脉而断。至若287条少阴病下利"脉暴微，手足反温，脉紧反去者，为欲解也"，359条厥阴病"下利，有微热而渴，脉弱者，今自愈"，367条下利后脉绝，"晬时脉还，手足温者生"等条，则是脉证合参。

（4）依据症状

根据疾病某一阶段的见症判断病愈的情况较多，如47条云："太阳病，脉浮紧，发热，身无汗，自衄者愈。"此本麻黄汤证，虽未服药，症见自衄者，可知必愈。因血汗同源，衄则热随血散。又如太阳病误治，"火热入胃，胃中水竭，躁烦，必发谵语。十余日，振慄，自下利者，此为欲解也"（113条），此言病至十余日，火邪势微，津液得复，见"振慄、自下利"可解。还有妇人伤寒，热入血室，经水适来者，"必自愈"（150条），太阳蓄血病人"血自下"者愈（109条），太阳病汗下烧针致虚者，"色微黄，手足温者易愈"（158条），阳明病心下硬满而误攻，"利止者愈"（210条），热厥轻证，"欲得食，其病为愈"（339条），呕家"脓尽自愈"（375条）……以上条文，都可根据症状判断病愈。

2. 采取正确的治疗护理方法促使病愈

（1）正确的治疗方法

《伤寒论》中对某些病势缓、病情轻的疾病诊断明确后，认为只要采取正确的治疗即可向愈。如380条云："伤寒哕而腹满，视其前后，知何部不利，利之则愈"。言邪实内结者因大便不通或小便不利，用通利之法可愈。对里气不和，"不了了者，得屎而解"（153 条），微通大便即愈；对"发汗不彻"（48 条）和伤寒"发热脉浮"者（116 条），"发汗则愈"。这些都是依据相应治法可使病愈。

（2）正确的护理方法

有些疾病经过治疗，或体内正气来复，只要护理得宜，亦可向愈。如 71 条太阳病发汗后胃中干，"欲得引水者，少少予饮之，令胃气和则愈"，厥阴阳复后"渴欲饮水者，少少予之愈"（329 条），"病人脉已解，而日暮微烦"者，"损谷则愈"，因为"以病新差，人强与谷，脾胃气尚弱，不能消谷，故令微烦。"（397 条），以上三例说明注意饮食调摄，皆可促使病愈。

3. 应用对症方药可使病愈

《伤寒论》中对于证情明了、正气不衰的疾病，如法使用相应方药后，即确定病可向愈。如病邪在表和邪实内结之类病症，常用发汗与攻下两法。

（1）发汗药的应用

237 条云："阳明病，脉浮，无汗而喘者，发汗则愈，宜麻黄汤。"此为阳明病兼太阳表实，服麻黄汤可愈。54 条云："病人脏无他病，时发热自汗出而不愈者""先其时发汗则愈，宜桂枝汤"，此言适时应用桂枝汤则病可除。

（2）攻下药的应用

135 条云："结胸者，项亦强，如柔痉状，下之则和，宜大陷胸丸"，此为攻下痰热可知病愈。128 条太阳蓄血证的"小便自利者，下血乃愈……抵当汤主之。"是攻下瘀热则知可愈。222 条阳明燥屎内结，225 条太阳转阳明胃实的"宜大承气汤"和 252 条太阳误治致里热便硬的"与小承气汤和之。"皆为攻下燥屎则病向愈。

4. 药后病可向愈之依据

服药之后判断病情能否向愈，可观察病人药后反映，《伤寒论》中提供了不少指征。

（1）汗出

25 条言："若形似疟，一日再发者……宜桂枝二麻黄一汤"，"汗出必解"。104 条言："凡柴胡汤证……复与柴胡汤，必蒸蒸而振，却发热汗出而解"，233 条言邪郁少阳"可与小柴胡汤……身濈然汗出而解"。尚有 98 条小柴胡汤或然证的"不渴，外有微热者"，152 条少阳未解兼水饮微结证，180 条风湿蓄于关节证和 356 条误下后正虚阳郁证，皆于服药之后，汗出即愈。

（2）其他征象

28 条水气内停表亦不解而有"小便不利者"，服桂枝去桂加苓术汤后"小便利则愈"。41 条"伤寒心下有水气""服汤已渴者，此寒去欲解也"。46 条伤寒表实证服麻黄汤后"衄乃解"。317 条少阴阴盛格阳证服通脉四逆汤后，"其脉即出者愈。"391 条阴阳易证服药后"小便即利，阴头微肿，此为愈矣"。这些征象能断病愈都是通过分析病机特点得出的，并非武断。

以上从四个方面归纳了《伤寒论》中判断病情向愈的依据，其中一、四两方面依据病程中或用药后人体出现的有关征象，离向愈距离较近；而二、三两方面，依据采用相应的治护方法和药物，离向愈还有一个过程，临证尚须审慎从事，不得守株待兔。

四、从桂枝在经方中的运用
看其下气降逆之功

桂枝是临床上常用中药之一，其性温味辛甘，现代主要用于解肌发汗、温经通脉、化气行水等，以桂枝为主药的桂枝汤是《伤寒论》中的第一方，为群方之魁。在现存的张仲景诸方中，桂枝有很高的使用频率，张仲景除发挥其上述功用外，还经常用于寒饮气逆诸证，以达到下气降逆之功，而这种功能在目前临床实践中却鲜有人用，故试作浅述，以就正于同道。

1. 降脏腑经脉之逆气

人体脏腑经脉受邪发病后，便会出现气机紊乱，该升不升，该降不降，升降失调。经方中或单用桂枝，或以桂枝助其他药物降其上逆之气。

（1）降肺气

《伤寒论》的桂枝加厚朴杏子汤证中，因太阳病误下致表未解而肺气上逆，出现"微喘"证，则用桂枝助杏仁厚朴降气定喘；小青龙汤证中因水气犯肺而见咳喘，用桂枝既助麻黄发汗、芍药和营卫，又协半夏降逆气；《金匮要略》的膈间支饮证中，因饮邪迫肺而见"其人喘满"，《金匮要略直解》谓木防己汤中"石膏主心下逆气，桂枝宣通水道"。余意，恐石膏无降逆之功，而桂枝既可宣通水道，又能降气定喘。

（2）降肝气

《金匮要略·胸痹心痛短气病脉证治第九》云："胸痹心中痞，留气结在胸，胸满，胁下逆抢心，枳实薤白桂枝汤主之。"其偏实证中因肝气不舒，气机升降失常故见胁下逆气冲胸。《金匮要略浅注补正》谓胁下之气逆抢心则"加厚朴以泄胁下之气"。余以为泄气降逆之功不单在厚朴，亦在桂枝。

（3）降胃气

胃气以降为顺，有邪气导致气上逆者，经方中常用桂枝配合其他药物治疗。如桂枝汤证中肺胃气逆的"鼻鸣干呕"，茯苓泽泻汤证中水饮不化胃气上逆的"胃反，吐而渴欲饮水者"，皆用桂枝合生姜以降胃气而止呕吐。

（4）降冲脉之逆气

《金匮要略·痰饮咳嗽病脉证并治第十二》云："……气从小腹上冲胸咽，手足痹，其面翕热如醉状，因复下流阴股，小便难，时复冒者，与茯苓桂枝五味甘草汤治其气冲。"上述诸证皆为冲脉为病之故（冲脉为病，逆气里急），方中即用桂枝辛甘化阳，平其冲逆之气。

2. 降病邪之逆气

或有外邪不解，里气上冲，或有阴寒水饮留于下焦，冲气上逆，经方中多以桂枝平降之。

（1）降寒气之冲逆

桂枝加桂汤证云："烧针令其汗，针处被寒，核起而赤者，必发奔豚，气从少腹上冲心者，灸其核上各一壮，与桂枝加桂汤，更加桂二两也。"此证为其人素有阴寒，复损心阳，寒气乘虚上犯所致，故重用桂枝以平冲降逆，其方后云："所以加桂者，以能泄奔豚气也。"

（2）降水气之冲逆

苓桂甘枣汤证中之"发汗后，其人脐下悸者"和苓桂术甘汤证中之"若吐若下后，心下逆满，气上冲胸"等，皆为阳虚水气上逆所致，故用桂枝温阳行水、下气降逆。

（3）降表邪冲气之逆

在欲作刚痓之病中，因风寒表实，里气既不能向外透达，又不能向下通行，势必上冲而致"小便反少，气上冲胸，口噤不得语"等证，用葛根汤开泄太阳，疏通经隧。其中桂枝既助麻黄以辛散，又治里气之冲逆；还有"太阳病下之后，其气上冲者，可与桂枝汤"，其意亦在既解表邪，兼降冲逆。

另外，桂枝在经方中用于下气降逆时有如下特点：①几种功能同时发挥。如既用于发汗解表，又兼治"鼻鸣干呕""下之微喘"等；既用于温阳化气行水，又兼治"气从少腹上冲心""气上冲胸"等。②与其他药物同用。

如肺气上逆与杏仁厚朴同用，胃气上逆与生姜同用等。③多用于中下焦之气上冲心胸证。如"气从少腹上冲胸咽""胁下逆抢心""气上冲胸"等。④多用于阴寒证，不用于实热证之气逆。如阳虚水气上犯，阴寒之气上冲，外感风寒误治气冲等，在《金匮要略·妇人产后病脉证治第二十一》中有"妇人乳中虚，烦乱呕逆"之竹皮大丸证，其中用了桂枝一分，意在降逆止呕，此证系阴血不足所致的胃中虚热上冲，并非实热。

五、黄土汤中何以用黄芩

《金匮要略》云："下血，先便后血，此远血也，黄土汤主之。"黄土汤即源出此处，主治脾阳不足，统摄无权所致的大便下血，或吐血，衄血，妇人崩漏等证，具有温阳健脾，养血止血之功。方中灶心土温中止血，白术、附子温阳健脾，生地、阿胶养血止血，皆是顺理成章。惟有黄芩一味，历来颇多争议。主要有以下两种意见：一是认为黄芩在方中具清热泻火之功，如唐容川云："血伤则阴虚火动，故用黄芩以清火。"（《血证论·卷八》）。综观黄土汤其方实为脾虚血溢而设，全无火动阴伤之理，（倘有，亦须另拟方药）。故持黄芩清热泻火说似觉离题，其论不经。二是认为黄芩在方中起反佐作用，制术、附温燥之性，如尤在泾云："虑辛温之品转为血病之厉，故又以黄芩之苦防其太过，所谓有制之师也。"（《金匮要略心典·卷下》）。此说虽有道理，但尚不全面。试问，苦寒清润之品多矣，何以方中独用黄芩？

黄芩具有止血功能。其一，从理论上看，前人有这方面的论述。如《别录》云黄芩："疗痰热……淋露下血。"《本草纲目》云："治风热…诸失血。"说明前人对黄芩的止血作用已有认识。近人陆渊雷也认为："用黄芩者，平肠部之充血，减低其血压，使血易止也"（《金匮要略今释卷五》）。其二，从实践上看，前人有止血方面的应用，如《太平圣惠方》中黄芩散即用黄芩为主，配以地榆、茜草根、犀角等凉血止血，以治吐血不止；《丹溪心法》中槐角丸亦用黄芩配地榆、槐角等清肠止血以治肠风下血；《圣济总录》中用以治虚寒吐血的赤芍药散也有黄芩助阿胶等养血止血；张景岳治疗妊娠胎漏下血的保阴煎，其中凉血止血亦用黄芩。其三，当代已有人明确指出黄芩具有止血功效，如凌一揆主编的《中药学》中说黄芩可"用于内热亢盛、迫血妄行所致的吐血、咳血、衄血、便血、血崩等证""黄芩具清热与止血双重作用"，吕兰薰、孙喜才编著的《常用中药药理》中指出黄芩可"止血安胎"，"用于热迫血溢的出血证"。

由上可知，黄芩在黄土汤中除防制术、附温燥之性外，还能助灶心土、阿胶等药止血，因具备这两种功用，张仲景才在脾虚血溢证中选用之。从前人经验中可以看出，黄芩用于血证有如下特点：其一，宜用于血分有热所导致的血证。其二，既要止血又须反佐者可用黄芩。其三，黄芩用于止血以炒炭为好。

六、《傅青主女科》中的房事不慎致病

《傅青主女科》是中医妇科学史上的一部重要著作。作者运用中医的脏腑经络学说，阐明了妇女的生理病理特点，对妇科的常见病症，均有平正简要的论述。值得一提的是，书中涉及了众人避而不谈的房事不慎致病，对某些妇科病的防治和护理有一定指导意义。

1. 房事不慎易致带下病

书中认为："带脉之伤，非独跌闪挫气已也，或行房而放纵。"带脉受伤，"虽无疼痛之苦，而有暗耗之害。则气不能化经水，而反变为带病矣"。说明了行房放纵易伤带脉，带脉伤则易致带下诸病。

2. 房事不慎易致血崩症

妇女如果房事不慎，有可能导致血崩不止。如妇人有年老血崩者："人以为老妇之虚耳，谁知是房帏不慎之故乎。"强调了老妇血崩有房事不慎的因素。又如："有少妇甫娠三月，即便血崩"，"人以为挫闪受伤而致，谁知是行房不慎之过哉"。提出了妊娠血崩也有房事因素。再如："少妇产后半月，血崩昏晕，人皆曰恶血冲心也，谁知是不慎房帏之过乎。"说明产后血崩，也有为房事所致者。

3. 房事不慎易致交感血出

书中记载:"妇人有一交合则流血不止者。"认为此病"成于经水正来时交合,精冲血管也"。说明月经来潮时,行房也会致病。

4. 房事不慎易致流产

书中提到房事不慎可致妊妇胎堕,"因行房致小产血崩不止"。

总之,妇女如房事不慎,可致多种病症。书中提到除使用相应方药治疗外,还提醒人们要节制房事,如老年血崩者"必须断欲始除根";"凡有妊娠者,须忍欲谨避房事";交感出血者,"必须慎房帏三月";"否则不过取目前之效耳"。

《傅青主女科》中的这些关于房事不慎致病的内容,既有助于妇女病的防治,也有益于妇女病的护理,对于现代妇科临床,仍不失其指导价值。

七、《标幽赋》的临床意义

《标幽赋》是针灸医学史上的一篇重要论文。此文以赋体形式,全面而扼要地阐述了针刺原理及运用针刺治病的具体方法。作者窦汉卿是元初著名的针灸学家,其《标幽赋》

充分体现了窦氏丰富的临床经验和心得，文字简洁明了，形象生动，是针灸学者不可不读的一篇佳作。其中很多内容在针灸临床上，仍有较强的指导意义，寻其所作，思过半矣。

其一，注意思维程序，强调精神状态。窦氏指出了针灸医生临床首先要考虑哪些问题，如"察岁时于天道，定形气于予心"。告诉我们临床要考虑气候变化，并在心里对病人的形体和气质作出判断，是肥是瘦，属虚属实，以便根据不同的季节气候和体质情况施针。在具体取穴时，窦氏认为医生的思维程序是"先审自意，次观分肉"。先要审度自己的临床取穴经验，再来观察病人的身体状况。在施针时，窦氏强调要专心致志，"心无内慕，如待贵人。"要使精神集中才能进针，"神不朝而勿刺，神已定而可施"。

其二，介绍了取穴心得，描述了得气感受。人有长矮肥瘦，穴有部位不同。怎样才能准确取穴，在初学者往往难于把握，而取穴不对，疗效自然不佳。窦氏介绍了取穴经验："取五穴用一穴而必端，取三经用一经而可正。"说明通过比较参照，取穴就比较准确。对于处在特殊部位的穴位，窦氏指出要通过改变体位和姿势来取，"或伸屈而得之，或平直而安定"。对于临床经验不多的医生，进针之后得没得气也颇难把握，窦氏形象地描述了得没得气的感觉："轻滑慢而未来，沉涩紧而已至"，"气之至也，如鱼吞钩饵之浮沉；气未至也，如燕处幽堂之深邃。"

其三，概括了经络穴位的主治特点。人体穴位众多，主治病症各异。窦氏对某些经脉的主治病症做了概括，如"阳跷阳维并督带，主肩背腰腿在表之病；阴跷阴维冲任脉，去心腹胁肋在里之疑"。又如"住痛移疼，取相交相贯之迳"，

"脏腑病而求门海俞募"，"经络滞而求原别交会"，"体重节痛而俞居，心下痞满而井主"，指出了某些疾病的取穴特点。窦氏还概述了某些穴位的特定疗效，如"取照海治喉中之闭塞，用大钟治心内之呆痴"，"心胀咽痛，针太冲而必除；脾冷胃疼，泻公孙而立愈"，"头风头痛，刺申脉与金门；眼痒眼疼，泻光明与地五"，"泻阴郄止盗汗，治小儿骨蒸；刺偏历利小便，医大人水蛊"。

其四，指出了临床注意事项。窦氏提醒施针时应注意：①检查针具，"先令针耀而虑针损"；②避免进针疼痛，"左手重而多按"，"右手轻而徐入"；③防止晕针，"空心恐怯，直立侧而多晕"。窦氏还指出了某些情况下不能施针：①危急重症，病色脉象不相应的；②病人大饥大饱、醉酒、疲劳的时候；③气候环境严重反常，如大寒，大热，大雷雨等。

总之，窦氏在《标幽赋》这篇短小的文章里，为初学者揭示了较为丰富的具有临床指导意义的内容，使人在针灸临床时能够分清主次轻重，先后缓急，有所遵循，不至于茫然失措。

八、杨际泰《医学述要》学术成就概述

清代医书的刊行数量是空前之多的，就医学入门类书籍而言，著名的有汪昂的《本草易读》《汤头歌诀》，陈国彭的《医学心悟》，陈念祖的《医学三字经》《医学实在易》等。湖北省广济县（现武穴市）清末名医杨际泰，也写了一

部《医学述要》，此书"原为初学医者入门之阶"（杨际泰语），它作为一部医学入门类书籍，因为印数太少等原因，没有形成广泛的影响。由于受清王朝强化封建统治思想的束缚，此书和同时其他医学书籍一样，立论造方明显遵经法古，"无一言不出古人"（杨际泰语），故在学术思想上新意不多。但杨际泰毕竟是当时临证有年的著名儒医，"博极群书，手不释卷，诊视之余，取其先君子之口讲手书，及己身之屡有成效者，笔之于书"（胡熙望语），故其书中又饱含着杨氏父子的个人见解和临证经验，对后世中医具有一定的参考和指导价值。现就个人一阅之感择其要者概述如下：

1. 注重解剖形体知识

传统的中医学入门书籍多以详明脏腑经络为主，如《续编医学〈三字经〉》云："医之初，脏腑详，未入室，先升堂，曰肝心脾肺肾……"，大抵在经文基础上诠释归纳，很不注意解剖形态知识，而《医学述要》在尊重经文基础上着重详述了人体解剖形态，花了整整一卷的内容叙述这方面知识，这就比其他医学入门著作有了一大进步，与现代医学的解剖学内容相接近。现在就有不少医务人员不知何为臑何为臂，何处为颈何处为项，而在《医学述要·形体名位》中就有详细介绍，此书对体表各部名称、骨度名位、经络分布、脏腑形态等内容记载颇详，并附以图形说明，使初学者有形象直观感。如介绍上肢曰："肩肘之间曰臑，臑之尽处曰肘，肘以下曰臂……"对胆的描述曰："形如悬匏，附于肝之短叶，有上口无下口。"杨际泰说："形体之名位，尤不可以不辨。"说明他对解剖形态知识之重视。

2. 理论上有个人独到见解

《医学述要》总的来说属遵经法古之作，但杨际泰对前人理论不是完全照搬，而是根据个人体会选择运用，对某些问题尚能坚持自己见解，颇有独到之处。如对瘟疫的认识，他认为其病因是天地间别有一种异于寻常的致病邪气，其传播途径是"邪毒之气从口鼻而入"，其特点是不同于普通伤寒和一般温病的具有强烈传染性的特殊病症。其认识既支持了同代稍前的温病四大家的观点，又与现代医学关于传染病的认识相接近。他在《月经天癸辨》中明确指出月经与天癸不是一回事，月经乃女子独有，天癸为促进生殖机能的物质，男女皆有，两者不可混淆。《命门论》中说："精气神三家会合，而始成此一点，藏于两肾中间，莫可名言，而曰命门。"指出命门乃精气神聚集之所。其他如《君火相火论》《先天后天论》《乙癸同源论》等，都有杨氏独自见解，丰富了中医理论的某些内容。

3. 辨证强调脏腑经络与形体部位相结合

杨氏在疾病辨证中既运用了传统的病因辨证，八纲辨证，脏腑经络辨证等辨证方法，又在此基础上采用了形体部位辨证，使医生在诊治疾病过程中更加周详全面，有一个症状而考虑到内、外、妇、儿等各科病症，不至于顾此失彼，囿于一端。如杨氏辨别腹痛一证，根据病因辨证，"有食积、有湿痰、有死血，有气滞，有虫"，根据八纲辨证"有寒有热，有虚有实"，根据部位辨证，"中脘痛者太阴也，脐腹痛者少阴也，少腹痛者厥阴也"，根据形体辨证有中脘疽，脐中出水，脐痛，少腹疽，腹皮麻痹等，有关腹痛证型达24种之多，辨别非常详尽。又如辨别水肿一证，既有风水、皮水、正水、石水、黄汗，又有五脏之水、阴水阳水，还有头面手足俱肿、腹肿跗肿、四肢肿、疮后水肿、黄肿等证，虽然对某些病症的辨别似有烦琐之嫌，但对医生全面把握疾病来说，仍有指导作用。

4. 总结发展了前人治法

杨氏在临床实践中总结归纳了前人某些治病方法并有所发展。如对泄泻的治疗，明代张景岳提出分利二法，一曰分清浊，一曰利小便。而到杨氏，则概括出了止泻九法：一是淡渗，即淡渗利湿，"使湿从小便去，如农人治涝，导其下流"；二是升提，即升阳止泻，"鼓午胃气上腾，则注下自止"；三是清凉，即清热燥湿，"犹当溽暑抑郁之时，而商飚倏动，则炎熇为失矣"；四是疏利，即消积导滞，"痰凝气滞，食积水停，皆令人泄，随证祛逐，勿使稽留"；五是甘缓，即甘缓和中，"甘能缓中，善禁急趋"；六是燥脾，即健脾运湿，"泄皆成于土湿，湿皆本于脾虚；"七曰温肾，即温肾暖脾，"积虚者必挟寒，脾虚者必补肾；"八曰酸收，即酸敛收涩，"酸之一味，能助收肃之权；"九曰固涩，即涩肠固脱，"注泄日久，幽门道滑，虽投温补，未克奏功，须行涩剂"。以上九法，将泄泻治法囊括殆尽。

5. 保存了大量民间单方验法

杨氏长期生活在民间，又接受了其父的口传心授，所以在《医学述要》中保存了大量行之有效的民间单方验法和杨氏父子的用药经验，这是该书最有价值的内容。此类单方验法在书中随处可见，容量颇大。如治小便不通，诸药不效的"罨脐法"："以甘遂末水调敷脐下，内以甘草煎汤饮之……脬自转便如泉涌。"又如治肛门肿痛，"以柑子一个煮熟取起，将柑子剖开，以布包裹，乘热置肛门下坐定蒸片时即止痛收肛"。又如对相当于现代医学中性病之一的杨梅疮的防治，"服护从丸可免传染"，"繁花杨梅，鹅黄散加雄黄，油调敷之"；治杨梅结毒"千里光叶熬膏搽一个好一个"。还如治鸦片成瘾毒发，杨氏自制了戒烟丸、消瘾丸等戒毒药方。总之，这方面内容很值得继续发掘、整理和推广应用。

6. 注重健身防病

我国卫生工作有"预防为主"的方针，这一精神在《医学述要》中已有充分体现，杨氏除了在相关病证中介绍了具体预防方法外，还专设一章着重介绍健身防病知识，在健身防病中又强调精神调养，这对现代预防医学有指导意义，杨氏指出"生身以养寿为先，养身以却病为急，养生养寿以精气神为主"。他在《摄生杂法》中详细介绍了疗心、谨疾、内养、固精、定神、调息、清心等健身防病知识，并且记述了每日按摩法，十二时祛病法，动功十二段，静功六字却病法等保健方法，这些方法对每一个希望健康长寿的人都有一定参考价值。

九、干峙三温病治验四则

干峙三先生是武穴市老辈名医，生于 1901 年，殁于1976 年。他承祖业，终生为医，精于内、妇、儿科。当时武穴西医力量较弱，每有危急重症必延峙三，干老运用中医理论治疗危急重症积累了不少经验。本文举其治疗温病验案数则，以飨同道。

1. 春温邪入心包证

高某，男，34 岁，农民，1959 年 3 月 14 日初诊。患者高热神昏，先在乡卫生所诊治，因病情危急转来市某医院。西医诊治未见显效，故请干老。症见高热，面赤目赤唇赤，神昏不知人，呼之不应，舌绛，脉右洪大，左弦数。诊为春温病邪侵入心包之证，以清心开窍法救急，速用安宫牛黄丸一粒化水灌之，日内共服三粒，神识转清，渐能识人。次日以清营汤原方送下安宫牛黄丸一枚，连服两帖，热退神清，渐进饮食。是后，午后发热，再以青蒿鳖甲饮加减，服两帖而热除，后以六味地黄丸 500 克调理而愈。

按：此案神昏舌绛，干老首用安宫牛黄丸以清心开窍，继加清营汤以透热转气。虽心营热毒已去，但余邪未尽，阴液受伤，故用青蒿鳖甲饮养阴液清余邪，终以六味丸善后。看似平常，实有章法。

2. 暑热发斑证

陈某，男，20岁，农民，1961年7月4日初诊。发热，日暮增剧，遍身发紫块，大小不等，口腔与舌上均有紫泡，擦破则出血难止，时有鼻衄尿血，其色紫黑，舌绛口渴，喜冷饮，脉象弦软而数。诊为暑热发斑，治用凉血止血法：犀角4.5克、生地12克、赤芍6克、丹皮6克、黄芩4.5克、知母6克、沙参6克、甘草6克、玄参9克、紫草4.5克、银花9克、竹茹4.5克、蝉衣3克、生石膏9克。连服两剂，并以鲜荷叶露当茶饮。二日后紫斑渐退，鼻衄与尿血亦止，但遍身出现红疹如麻疹状，继用清营汤加减而愈。

按：干老认为此案乃暑热内侵，肝胃火热炽盛，灼伤血分。血不循经，走入肌肉，流窜上下窍而致，故用犀角地黄汤加味以凉血止血，辅以鲜荷叶露清暑泄热。热清血宁，诸症自除。

3. 冬温热结窍闭证

文某，女，36岁，农民。1959年12月5日初诊。其夫云：妻患病已15日，初起即高热微恶寒，口渴喜饮，夜间谵语。继则神昏不语，身热夜甚，便秘，曾在当地卫生院及市某医院治疗罔效。症见神昏鼾睡，身热面赤，唇红而干，口噤，便秘，脉细数而涩。诊断为"冬温热结窍闭证"，治用养阴通便、清心开窍法。拟增液承气汤原方一剂，煎药汁化服安宫牛黄丸二粒，撬开口缓缓送入。次日即下酱色硬粪块数枚，挟有白稠黏液。再用前方两剂后，患者能识人，热势减，可入流汁，但不能言，拟早服神仙解语丹一枚，晚服增液汤加郁李仁、麻仁、杏仁、丹皮、郁金、枳壳，并送入安宫牛黄丸一粒。五日后神清，咿呀欲语，但舌体活动不自如，仍早服神仙解语丹，晚用天王补心丹。半月后言语清，渐如常人。

按：干老认为此案系热邪入内，上灼心包、下结肠胃所致。诊治之时，病候危笃，颇费踌躇。若攻之，因骨瘦如柴，虑其亡阴，不攻则邪不去，正不安。其夫恳请再三，始敢用药，不意如法施治，竟能获效。

4.　温病入营证

龚某，男，4 岁，1961 年 8 月 27 日初诊。发热两日，神昏抽搐一日，西医诊断为"急性脑膜炎"。症见神昏项强，壮热，右手足弛缓，时抽搐，语言不清，躁烦，便秘尿黄，口不渴。舌质绛，指纹色红，脉弦数。诊为温病入营，痰气阻络，拟用清营透热、熄风开窍法。犀角 1.2 克、生地 4.5 克、竹叶心 1.2 克、二花 4.5 克、连翘 2.4 克、川连 1.5 克、丹参 2.2 克、麦冬 4.5 克、紫雪丹 3 克（冲服）。服一剂后，神志稍清。依上方去川连、丹参加白芍 3克、玄明粉 4.5 克、黄芩 3 克。服一剂，热减，躁烦止。依上方去玄明粉加丝瓜络 4.5 克，服一剂后项软，手稍能动，但不能握固，腹满便结，上方去犀角、黄芩、丝瓜络，加枳壳 2.4 克、川朴 2.4 克、玄明粉 4.5 克。服一剂后症状大减，尚有余热，拟用养阴清热、柔肝通络法：菊花 3 克、桑叶 3 克、桔梗 3 克、黄芩 3 克、甘草 2.4 克、杭芍 3 克、茯神 3 克、沙参 3 克、钩藤 3 克、丝瓜络 3 克。一剂后，余症皆失，惟右手足运动尚不自如，再处方药如下：制南星 2.4 克、天麻 3 克、钩藤 3 克、橘络 1.8 克、白芍 3 克、桑枝 4.5 克、法夏 4.5 克、陈皮 3 克、云苓 3 克、桂枝 1.2 克、炙甘草 1.5 克、生姜一片、大枣一枚。此方加减服两帖，9 月 5 日右手足运动恢复正常，后以养阴柔肝，祛痰通络法收功。

按：此案证情复杂，干老颇能分清主次而治，始治神昏，次去烦躁便秘，最后专攻手足弛缓。立法依证之标本缓急，先后有序。

十、朱紫来对仲景伤寒学说的运用

广济老辈名医，于仲景伤寒颇精者，当首推朱紫来（1898～1973）。其家五代行医，他幼承祖业，十六岁悬壶，终生耗心血于杏林，临床经验颇为丰富。每于诊余，即笔录其心得，遗教于后学。他在六十余年的临床实践中，大胆探索，不同于俗见，积累了不少运用伤寒学说的宝贵经验。笔者今不避浅薄，略述朱老运用伤寒学说的特点如后，以供同道参考。

1. 成竹在胸　从寒立论

朱老通晓《内》《难》二经，精于仲景伤寒要义，临证之时，每每从寒立论，灵活运用仲景方法。

例如：张某某，男，59 岁，1946 年冬月，恶寒发高热无汗，头痛身痛，经别医治疗未愈，发热已旬余，日轻夜重，脉左沉细数紧，右弦大而浮。朱老诊脉之后，诊为"少阴直中兼太阳证而失表"，拟麻黄附子细辛汤加黄芪姜枣：生麻黄 3 克、黑附块 4.5 克、北细辛 2.5 克、生黄芪 9 克、生姜二片、红枣三枚，服三剂而愈。此证热已旬余，朱老不用寒药而诊为寒证，认为此乃"标热本寒"，用麻黄附子细辛汤法而获全功。

又如：朱某某，男，50 岁，1934 年 3 月接诊，面赤，舌卷芒刺灰黑，摸之软滑，谵语、脉左沉弦细，按之紧涩。朱老诊曰：是戴阳证。遂遵白通、四逆法：别直参 6 克、黑附块 12 克、炙甘草 4.5 克、干姜 6 克、肉桂 3 克、葱白三支，猪胆汁二匙（冲服）。服此方二帖，渐次平稳。

舌卷芒刺灰黑，多为热炽水枯之征，朱老独不孟浪，细心诊察，终使患者化险为夷。他说："舌卷芒刺色黑，要是软润或滑腻，这是直中真寒于内，迫阳于外，若投寒凉之剂，沾唇立毙；传邪之症，舌卷必硬或糙，脉沉弦滑有力，当用清下两法。"

朱老不论老弱妇孺，春夏秋冬，一经诊为寒证，绝不踌躇，径用仲景方法。其所不惧者，经旨在胸也。《素问·热论》云："今夫热病者，皆伤寒之类也。""人之伤于寒也，则为病热。"仲景六经辨证，朱老亦烂熟于心，故此遇到貌似热证者，他常能透过表象，抓住其本质。

2. 舍时从气 不避温热

朱老善用热药，常使时人咂舌，尤其暑热炎天，更是令人瞠目。现举例说明如下：

秦氏小儿，年一岁，患中风不语，经儿科医治数次未效。面容㿠白，印堂发亮，唇吻带青，发热旬日不退，惊搐，胸中高起，指纹青浮。舌苔白腻，喉中漉漉痰鸣。时在伏天，朱老以太阳中风柔痉证论治，投桂枝汤加人参、附片、陈皮、法夏。朱老云："当时太岁合湿土之令，时值三伏之天，余用此方，乃舍时从气治也。"可见只要辨证无误，虽在炎夏，桂、附亦不在禁例。

朱老1930年夏日所诊李某，男，40岁，患头痛身痛，恶寒发高热，无汗、微烦渴，不多饮，面色潮红，脉浮大劲数。朱老投大青龙汤原方一帖，得汗而愈。大青龙汤中有主药麻黄，麻黄乃发汗峻品，庸医多视为猛兽，朱老但用不疑。他说："时令三伏天，不料出现此症，故用此方以石膏清内热而断阳明之路，麻桂祛太阳之表邪；同时，麻、石相伍，发散郁阳；麻、桂相伍，发汗祛毒。"《伤寒论》云："太阳中风，脉浮紧，发热恶寒，身疼痛，不汗出而烦躁者，大青龙汤主之。"观李案与仲景之论无异，经旨在目，朱老何忧于炎夏乎？

3. 妇孺之患　多从伤寒

朱老临证，对于妇人之疾有合伤寒经旨者，或用常法而罔效者，则从六经辨证立论，宗仲景法而治之，多获良效。

1934 年 6 月间，朱某某问方曰："内人身怀七月，咳嗽月余，数治未效。"朱老细思，长夏孕妇最怕热，加之暑热侵袭与怀孕二五之精相结合，两热夹攻，贪凉饮冷，致成太阳水饮咳嗽证。遂遵"有故无殒亦无殒"之旨，投以小青龙汤加姜枣：生麻黄 1.8 克、川桂枝 1.8 克、均干姜 1.5 克、杭白芍 3 克、法半夏 3 克、北五味 1.6 克、北细辛 1.5 克、生姜二片、红枣三枚。两日后，朱某某面谢朱老曰："此方真奇效，服一帖安睡达旦，而咳已愈。"月余咳嗽，一帖平安。

1957 年冬月，张某，女，25 岁，怀孕三月，呕吐涎沫不止，不能进食，食之则吐，他医诊为胎火壅逆，投麦门冬汤不效，及至朱老，则以小柴胡汤化裁：柴胡 4.5 克、干姜 3 克、法夏 6 克、炙甘草 3 克、桂枝 4.5 克、杭芍 4.5 克、生姜二片、红枣三枚。上方服后，覆杯而愈。此案妇科诊法多为妊娠恶阻证，用麦门冬汤本是常法，朱老何以投小柴胡呢？《伤寒论》云："伤寒中风，有柴胡证，但见一证便是，不必悉具。"小柴胡汤证有主证为"不欲饮食，心烦喜呕"，与上案相合。

朱老遣方用药颇顾及孕妇特点，妊娠之时，胎气多随任脉上冲，出现有如《伤寒论》之"气从少腹上冲心"证，呕吐亦恐与此相关，故朱老变小柴胡汤而合桂枝加桂汤意，其精于伤寒者，由此可知。

朱老治小儿疾病，亦多从伤寒理论立法。小儿乃纯阳之体，稚阴未充，稚阳未长，一旦染病，变化多端。朱老运用伤寒学说治儿科诸病，颇为得心应手。他用桂枝汤法治小儿发热汗出，搐搦之柔痉证，用麻黄附子细辛汤法治小儿发热倦卧之少阴内寒太阳表热下，用苓桂术甘汤法治小儿咳嗽作呕之脾虚水停证，用真武汤法治小儿惊搐倒地症，用理中汤法治小儿发热吐泻症等等，积累了不少成功经验。例如小儿吐泻症：

朱氏子，二岁，1958 年三伏天，发热、吐泻，面容㿠白，指纹淡红，朱老投理中汤加味：西党参 6 克、焦白术 4.5 克、黑附块 3 克、炙甘草 3 克、均干姜 1.5 克、北枸杞 4.5 克、肉桂 1.5 克，用青荷叶包饭烧存性入药煎，服二帖热退泻止，继以理中地黄汤收功。朱老云："用荷叶包饭真意极深，引清阳上升，浊气下降。"此乃心得语。《伤寒论》云："太阴之为病，腹满而吐，食不下，自利益甚，时腹自痛。"此儿服理中者，盖有太阴证也。

4. 学有师而不囿于师

朱老以仲景为师，深得伤寒精髓，故能游刃有余，或用仲景成法，或随证变通。

例如：王某，女，50 岁，1958 年 10 月，咳喘胸闷，不得安卧，面赤头痛，胸膺闷痛，背心畏寒，双脉沉弦，此乃悬饮内闭。朱老依仲景法，径投十枣汤，收功甚捷。

临证之时，往往证候杂乱，不可以经文概之，此时朱老不死守条文，师其法而不泥其方。如：有治少阳证投小柴胡汤而不愈者，朱老见患者有恶寒症状，乃诊为"病入少阳而太阳未罢"，于小柴胡汤原方中减黄芩、党参，加桂枝、白芍、干姜，病乃得愈。又如，血证本宜忌汗，而有小青龙汤证咳嗽带血者，朱老仍用汗法。所以然者，辨证明也。朱老云，此血证乃"风寒外束，肺气郁结，以致阳郁而未遂，迫血妄行。不比阴虚火旺，逼血上溢或虚劳之血证，那当忌表"。再如《伤寒论》中桂枝汤服法云："微似有汗者益佳，不可令如水流离，病必不除。"朱老治一桂枝汤证，患者服药后，汗出如雨，但热退神清，脉静身凉。此症所以能大汗出而告愈，朱老认为一是患者形体壮实，不惧大汗亡阳；二是已有所备，方中加黄芪12克，护阳固表，进能攻、退能守，故汗无妨。总之，朱老运用仲景伤寒学说，灵活多变，颇有特色，很值得研究和借鉴。

十一、毛又新杂症三例

　　毛又新先生是武穴市现代名中医之一，生于1896年，逝于1968年。终生为医，勤于专业，长于疑难杂症，平生治验颇多。现择其杂症三例如下，以供同道参考。

1. 瘀血头痛

　　吴某，男，52岁，花桥人。1946年5月就诊。头痛目眩近三年，时作时止。曾自拟滋阴潜阳、镇肝熄风、养心祛痰等方药服用，效果不佳。近来症状加剧，头痛如针刺雀啄，心烦目眩，自嗟绝望，请教于毛老。诊见面红目赤，头额青筋暴露，口唇青紫，舌尖绛红，脉滑大有力。毛老自思妄补增病，久病主瘀。此症乃瘀血夹郁热上攻，宗活血清热法治之：丹参 12 克、生地 24 克、桃仁 15 克、红花 10 克、枳壳 10 克、赤芍 10 克、柴胡 12 克、桔梗 10 克、栀子 10 克、白芍 30 克、白菊 15 克、香附 15 克、僵蚕 10 克、夏枯草 30 克。上方服三剂后，头痛心烦消失，患者喜而问其故，毛老以血府逐瘀汤法示之，后以滋水涵木法收功。

按：此症先以滋阴潜阳等法治而不效，乃是拘于常法。毛老根据脉证诊为"血瘀"，用以变法，因此收功。

2. 虚寒眼疾

陈某，女，48 岁，石佛寺人。1955 年 4 月就诊。自诉自第七胎产下后，一年来，双目红肿疼痛，多泪，月经淋漓不尽，量多色淡，头晕目眩，四肢欠温。前医曾屡投清热泻火之剂，目疾不愈。诊见双目红肿，目内白翳，面色青黑，舌白多津，六脉沉弦。拟用仲景茯苓四逆法：茯苓 30 克、桂枝 12 克、炮附片 15 克、何首乌 15 克、白芍 15 克、党参 15 克、炙甘草 15 克、干姜 6 克。上方服二剂后诸症大减，再用上法茯苓减半服三剂，病除翳消，复以人参养荣汤善后。

按：目赤肿痛，多为火热；失血肢凉，实乃虚寒。执标孰本，全凭一念。毛老四诊合参，以虚寒论治，对症下药，故能奏效。

3. 内风癫痫

温某，男，13岁，余川人。1958年10月就诊。家长诉，此儿患羊痫风已三年，每月发作1至2次，近半年发作频繁，每5至6天一次，多见于夜晚。发时口吐白沫，常伴遗尿，四肢搐搦3至5分钟即昏睡。诊在未发之时，无明显异常，家族中无类似病史。毛老诊为内火生风、挟痰上扰，遵《金匮要略》风引汤法治之：紫石英6克、白石脂6克、寒水石6克、赤石脂6克、生石膏6克、清半夏9克、胆南星6克、龙骨9克、牡蛎6克、滑石6克、天麻6克、僵蚕6克、桂枝3克、大黄6克、干姜6克、甘草6克。上方服10剂，旬来仅见一次似发非发之兆。再拟镇惊息风法，佐以安神清热之品：紫石英、白石脂、赤石脂、生石膏、寒水石、滑石、生铁落、辰砂、龙骨、牡蛎、僵蚕、天麻、全蝎、羚羊角、薏米、酸枣仁、大黄、桂枝、干姜。水泛丸一料，每服10克，日2次。上方服后，两年未见复发。

按：《外台》卷十五风痫门风引汤引崔氏语云："疗大人风引，少小惊痫、瘛疭，日数十发，医所不能疗。"此案毛老根据内火生风立论，宗风引汤法而获效，可资借鉴。

十二、口疮宁简介

我自 1990 年以来，运用口疮宁为主治疗小儿口腔溃疡糜烂，效果比较满意。现将有关情况简介如下。

方药：叶下珠 9～12 克、车前草 6～9 克、淡竹叶 6～9 克、生地 9～15 克、甘草 6～9 克，发热加生石膏、薄荷，鼻塞加荆芥，便秘加虎杖，口渴加鲜芦根或鲜茅根。另加维生素 B$_2$ 5～10 毫克，日二次，碾末化水服。

功能：清热养阴，泻火止痛。

主治：小儿热病之后口舌生疮，溃疡糜烂，疼痛啼哭等症。

方解：方中叶下珠清热泻火消疳，为儿科常用草药。车前草、淡竹叶清热泻火，生地清热养阴，甘草缓急止痛。本方实由本地两味常用草药与导赤散化裁而来，用于临床，效果颇佳。

宜忌：宜蔬菜水果，流质饮食；忌辛辣刺激，烧烤油炸食品。

案例 1：刘某，男，1 岁，2006 年 6 月 10 日就诊。家长诉一周前因发热在某医院输液，两天后热退，又发口舌生疮，流涎不止，啼哭拒食，在同一医院输液五天不效。诊见口唇、舌面、黏膜等处溃烂发黄，满布黄色分泌物，张口受限。用口疮宁加味煎沸冷却，加白糖频频饮服，不拘时间，不拘多少。一剂后哭闹停，流涎少；三剂后黄色分泌物消除，能进食；再服三剂而愈。

案例2：郭某，男，3岁。2010年10月7日就诊。主诉口舌疼痛、进食加剧三天。诊见口腔黏膜及舌边多处有绿豆大小黄色溃疡面。用口疮宁煎服五剂而愈。

十三、外敷治疗少儿鼻衄十六例

我于1992年至1996年间，运用民间单方外敷穴位，治疗少年儿童鼻衄16例，效果颇佳。现简介如下。

基本情况： 16例少儿中，男11例，女5例。4~6岁5例，7~12岁8例，13~15岁3例。每年3~6月发病者4例，7~11月发病者12例。患者均有短期内反复发作倾向，主诉鼻衄时间，短者不足一分钟，长者一小时不能自止，血色皆为鲜红。

治疗方法： 取活螺蛳5个，破去壳及肠屑，加冰片3克共捣烂，敷于风府穴处，包扎固定6小时去之。日一次，3日为一疗程，一般1~2个疗程即可取效。两个疗程不效者，应检查用药。就诊时如值鼻衄应先行药物滴鼻或压迫止血。

典型病例： 董某，男，9岁，1993年7月15日就诊。主诉鼻衄月余，时作时止，发时先自右鼻孔出，堵塞后又自左鼻出，两孔皆塞则自口出，血色鲜红，每次约半小时方止。诊见唇红舌赤，余惟口渴而已。嘱用上法，并内服维生素C片，3日后鼻衄即止。年余其父来告，此儿自后鼻衄未复发矣。

体会： 少年儿童纯阳之体，每于天热气燥，遇有肺胃热盛者，则多见鼻衄。药用活螺蛳大寒而清热，血凉则衄可止，辅以冰片通窍而散火，直走肺窍。又取穴风府以清热通关，《针灸大成》以作鼻衄主穴，药穴相佐，对血热鼻衄者，确有良效。

十四、麝香壮骨膏贴穴治疗小儿哮喘

方法：取麝香壮骨膏一张，一分为二。其一贴于胸部膻中穴，另一半再一分为二贴于背部两肺俞穴，均 24 小时一换。哮鸣音消失后，再取上膏一张，一分为二，贴足三里穴 24 至 48 小时，一般 2~4 张膏药即可获效。

适应证：小儿外感风寒或湿痰壅积所致咳喘哮鸣，痰痰有声，吐痰色白，经久难愈者。

典型病例：刘某，男，3 岁，1989 年冬月受凉致病。其症高热面赤，体温 39.5℃，咳喘痰鸣，四肢不温，舌苔白腻。经用西药抗菌退热后，体温恢复正常，咳喘亦大减，惟有哮鸣不止，痰痰有声，时吐白色痰涎，已有五日。余即嘱用上法当晚贴膻中、肺俞二穴，次日告哮鸣已止，又嘱再贴足三里穴而痊。

按：膻中、肺俞皆位于肺部前后，膻中功专宽胸理气，降逆化痰；肺俞善于宣肺止咳，利气平喘。又加足三里调脾理胃，以培其本。如此则肺气利而哮鸣止，脾胃运而痰湿除。更借麝香壮骨膏温热之力，故对风寒、痰湿型小儿哮鸣症疗效较好。

十五、六味地黄汤加减治疗暑热证一例

杨某，男，1岁，1991年7月22日初诊。患儿于10日前开始发热，体温在38℃~39.5℃之间，随气温变化而波动，伴有口渴引饮，尿多清长。曾在某医院用抗感冒药、抗菌消炎药及激素治疗无效，血象无明显异常，诊为小儿夏季热，又服中药清热解暑，数剂未效。诊见精神稍差，营养一般，面色微红，肤热无汗，舌红苔白，纹透气关，色红略紫，诊为"暑热证"（阴亏热炽型）。拟滋肾养阴、清热解暑法：知母、泽泻、石斛、党参、麦冬各6克，黄连、丹皮各5克，生地、山萸12克，山药、茯苓各8克，西瓜翠衣、荷梗适量为引。上方服五剂后，体温降至正常，渴饮、多尿亦大减。再以上方进退：生地、山萸各12克，山药、乌梅、五味子、益智仁各10克，茯苓8克，泽泻、丹皮各5克，服四剂后诸症悉愈，随访至今年8月未见复发。

按：余尝思同为暑天，有儿无恙而有儿患病，何也？盖阴亏之故尔。治法宜滋养为主而辅以清解，故用六味地黄汤滋肾养阴以贯穿始终。肾水滋则火自灭，诚所谓壮水之主，以制阳光也。

十六、益气固本法治疗慢性扁桃体炎一例

陈某，女，28 岁，干部，武穴人，1990 年 10 月 25 日初诊。患者 5 年前，因咽喉肿痛并发心悸、乏力、发热而住院，经某医院诊断为"急性扁桃体炎诱发风湿性心肌炎"，用西药治疗痊愈。此后每于劳累、受凉和月经前后常发咽喉肿痛，时伴脓血、口臭。经某医院五官科诊断为"慢性扁桃体炎"，建议手术摘除。患者拒绝手术，每于发作时先后使用六神丸、青霉素等药，虽有短期疗效，但仍反复发作。此次症见咽喉肿痛，时嗽血沫，口臭，发热（体温 38.6℃），面赤，心悸，乏力，四肢关节酸痛。检查见双侧扁桃体 2 度肿大，周围充血，下颌淋巴结肿大，有压痛，舌苔黄腻，脉濡数。证属风湿化热，治以清热解毒、祛风化湿为法：生石膏 20 克、知母 10 克、甘草 10 克、苍术 10 克、黄柏 10 克、桔梗 10 克、桂枝 12 克、防风 5 克、当归 10 克、生地 10 克、大黄 10 克、佩兰 10 克。每日一剂，水煎温服三次。

上方服二剂，10 月 28 日复诊，诉发热已退，四肢酸痛消失，咽喉肿痛减轻，自觉心悸乏力、恶风。诊见面色苍白，舌转淡白，脉弱。此乃标实大去，本虚证出，治以益气固表，佐以化痰利咽：黄芪 15 克、防风 5 克、白术 10 克、党参 10 克、茯苓 10 克、炙甘草 10 克、桔梗 10 克、半夏 10 克、秦艽 10 克、桂枝 5 克。上方三剂，每日一剂，水煎温服三次。

10 月 30 日三诊，诉精神转佳，咽喉肿痛消失，时有心

悸。诊见面白不华，舌淡苔白，脉弱。治用益气养血、补脾益肾法：黄芪 15 克、白术 10 克、党参 10 克、茯苓 10 克、炙甘草 10 克、当归 10 克、肉桂 5 克、补骨脂 10 克、桑寄生 10 克、夜交藤 10 克、阿胶 10（烊化）。上方三剂，每日一剂，水煎温服三次。上方服后，随访三年，除有一次受凉稍感咽部不适外，一直未发。

按：此例患者自患风湿性心肌炎后，机体抵抗力明显减退，扁桃体炎反复发作。笔者根据其发病每于劳累、受凉、月经前后等特点，确定其病机为正气不足、卫表不固，以益气固表法为主治其根本。正气来复则卫表得固，邪不可干，扁桃体炎就不易复发。

十七、黄连浸泡液治疗脚湿气 23 例

一般资料：23 例中，男性 15 例，女性 8 例；年龄 16~30 岁 11 例，31~45 岁 9 例，46 岁以上 3 例。病程最短者一周，最长者 22 周，发病于 5~7 月 7 例，8~9 月 13 例，10 月 3 例。新发者 7 例，复发者 16 例。

临床表现：脚趾间皮肤瘙痒、糜烂，血水渗出，以第四、五趾缝间多见。局部常有白皮覆盖，刮之即落，基部呈嫩红色，有特殊臭味。

治疗与护理：黄连 10 克，用开水 250 毫升浸泡，冷却备用。洗净患处，用消毒棉签蘸浸泡液搽之，每日早晚各一次。如有剧痒，可用浸泡液棉签擦洗，不得以手指乱搔。治

疗期间必须保持患处清洁干燥，不得穿胶鞋，多穿布底鞋。

治疗结果： 23 例除一例因搔伤感染转西医治疗外，其余 22 例皆临床治愈（瘙痒消失，创面愈合）。其中用药最短 5 天，最长为 17 天。

典型病例： 李某，男，26 岁。1984 年 7 月间感右脚第四五趾缝间瘙痒，搔之白皮剥落，趾缝糜烂潮湿，有臭味。曾用癣药水、四环素之类治疗，皆罔效。意欲听之任之。一日偶用漱口之黄连浸泡液，以棉签蘸之擦洗患处，是夜瘙痒大减，得安卧。复如法使用一周，痒止创愈而新生。

体会： 脚湿气又名脚癣，好生于长夏之季，穿胶鞋者尤甚。盖长夏湿土当令，天暑下蒸，湿热合邪，此疾由生。黄连乃苦寒之品，善清热燥湿而功偏于中焦，中焦脾胃司土令而主四肢，故用黄连浸泡液治疗脚湿气可收良效。

后　记

　　我在 1977 年高考后决定从医，此生便一直倾心于医学。稍有余暇，即研读中医典籍，从经典古籍中吸取精华，从名医验案中学习经验，从单方验方中搜寻特技，以求药到病除，解人疾苦。每有心得则手记笔录，形成文字。我于临床，因人因时因地制宜，辨证施治，中西医并用，以求奏效。每有效案验方则及时整理，以备查询。经年累月，积案盈箱，然因诊务繁忙而无暇顾及。意欲暮年得闲，渐次编校，留予子孙，以为衣食之资。

　　我友南君东求先生，亦医亦儒，黄州名士也。知我底细，大不以为然。谓其秘藏家传，不如公之于世，以有益于大众。适值黄冈市中医药学会组织出版《鄂东中医药文化系列丛书》，乃再三催促，欲成其事。我有感于东求先生之盛德美意，乃搜求旧稿，不意或遗失于搬迁之际，或毁坏于虫鼠之口，已不复全。即将剩稿及近录，付于长子刘邦。刘邦整理打印后发给东求先生。东求先生悉心校对审订，始得成书。此书得以早日问世，实赖东求先生之力。书成付梓之日，今特谨致谢意。

　　黄冈市中医药学会会长、黄冈市卫生局原党组书记夏春明先生，为本丛书的出版事宜付出了艰辛努力。湖北中医药大学校长吕文亮先生，在百忙之中为拙作撰文赐序；《鄂州市卫生志》主编舒忠民先生，对书稿进行了认真审读，并提出了很多中肯建议，学苑出版社社长陈辉先生和责任编辑付国英女士，为本书的出版事宜，为拙作的校对、编辑、设计、排版和装订等做了大量工作，在此一并致以诚挚谢意！

因本人水平有限，加之诊务繁忙、时间仓促，错误不当之处在所难免，希望行家指正。

李国星谨识

2019 年 7 月 19 日